Terry Kim
Melissa B. Daluvoy

Richard L. Lindstrom
丛书主编 理查德 · L. 林德斯特伦

临床眼科袖珍指南丛书

角膜病袖珍指南

The Pocket Guide to Cornea

主 编 〔美〕 特瑞 · 克姆
梅丽莎 · B. 达鲁维
主 译 何 伟 徐 玲 姚 涛

天津出版传媒集团
天津科技翻译出版有限公司

著作权合同登记号:图字:02-2022-019

图书在版编目(CIP)数据

角膜病袖珍指南 / (美) 特瑞·克姆(Terry Kim),
(美)梅丽莎·B. 达鲁维(Melissa B. Daluvoy)主编;
何伟,徐玲,姚涛主译. —天津 : 天津科技翻译出版有
限公司,2023.4
(临床眼科袖珍指南丛书)
书名原文: The Pocket Guide to Cornea
ISBN 978-7-5433-4302-3

Ⅰ. 角… Ⅱ. ①特… ②梅… ③何… ④徐… ⑤姚
… Ⅲ. ①角膜疾病-诊疗-指南 Ⅳ. ①R772.2-62

中国国家版本馆 CIP 数据核字(2023)第 005693 号

授权单位:SLACK Incorporated
出　　版:天津科技翻译出版有限公司
出 版 人:刘子媛
地　　址:天津市南开区白堤路 244 号
邮政编码:300192
电　　话:(022)87894896
传　　真:(022)87893237
网　　址:www.tsttpc.com
印　　刷:天津海顺印业包装有限公司
发　　行:全国新华书店
版本记录:787mm×1092mm　32 开本　6 印张　135 千字
2023 年 4 月第 1 版　2023 年 4 月第 1 次印刷
定价:55.00 元

译者名单

主译 何 伟 徐 玲 姚 涛

译者（按姓氏汉语拼音排序）

陈艺萌 李明泽 师 铖

主编简介

Terry Kim，医学博士，杜克大学眼科中心眼科学教授，在杜克大学医学院获得医学学位，并在埃默里眼科中心完成了眼科住院医师和总住院医师的培训，随后他在 Wills 眼科医院接受了角膜、外眼疾病和屈光手术的专科培训。之后，他受聘于杜克大学眼科中心，在那里他主持并参与了多项美国国立卫生研究院和其他行业赞助商资助的临床试验和研究。Kim 博士曾担任住院医师计划和眼科研究员项目的主任，目前担任角膜和外眼疾病科主任、屈光手术服务部主任和杜克大学体育视觉中心主任。

Kim 博士凭借其丰富的临床经验和深厚的手术专业知识在 2003 年以来的“美国最佳医师”“北卡罗来纳州最佳医师”“美国顶级眼科医师”评选中连年上榜，他的事迹登上了美国探索频道和《华尔街日报》。他还被业内评选为“300 名顶尖手术医师”(*Ocular Surgery News*)、“全国最突出的 250 名白内障及人工晶状体手术医师”(*Premier Surgeon*)、“美国 135 名眼科医师领袖”(*Becker's ASC Review*)和“50 名顶尖意见领袖”(*Cataract & Refractive Surgery Today*)。

他的学术成就包括 300 余篇同行评审期刊文章、教科书章节和科学文摘。他也是 4 部备受推崇的角膜疾病、角膜移植和白内障手术教科书的编著者。Kim 博士在美国及其他国家举办了超过 300 场的特邀讲座，其中诸多是以其名字命名的。他是成就奖的获得者，并获美国眼科学会(AAO)和美国白内障与屈光手术学会(ASCRS)电影节的高级成就奖。他的临床和科研成就为他赢得了美国国立卫生研究院、为视力而战/防盲研究基金会、Heed 眼科基金会、Alcon 实验室和 Allergan 公司的荣誉和资助。

Kim 博士在 ASCRS 执行委员会、AAO 年度计划委员会、角膜学会执行委员会和董事会中任职。他还是几个同行评审期刊和专业出版物的编辑委员会成员，这些出版物包括 *Cornea*, *Journal of Cataract & Refractive Surgery*, *Ocular Surgery News*, *Eyeworld*, *Cataract & Refractive Surgery Today*, *Premier Surgeon*, *Review of Ophthalmology* 和 *Advanced Ocular Care*。Kim 博士还是美国食品药品监督管理局(FDA)眼科器械专家组顾问、杜克大学男子篮球队眼科顾问及众多眼科公司的顾问。

Melissa B. Daluvoy，医学博士，杜克大学眼科中心的眼科助理教授。她在托马斯杰斐逊医学院获得医学学位，并在乔治·华盛顿大学完成了眼科住院医师培训。之后，她继续在 Wills 眼科医院完成了角膜和外眼疾病的专科培训。她在华盛顿特区的退伍军人事务医院开始了她的职业生涯，并教授住院医师。之后她来到北卡罗来纳州，并开始在杜克大学眼科中心工作，专门从事复杂眼表疾病、高风险角膜移植和儿童角膜病工作。她是角膜科的专科培训主任。她还担任北卡罗来纳州特奥会“睁开眼睛”项目的联席主任。

副主编简介

Michelle J. Kim,医学博士,毕业于加利福尼亚州大学洛杉矶分校（UCLA）。她在杜克大学眼科中心完成了眼科住院医师,以及角膜、外眼疾病及屈光手术的专科培训。之后,她在杜克大学眼科中心担任临床助理，现在在加利福尼亚州执业。

Nambi Nallasamy,医学博士,密歇根大学安娜堡分校凯洛格眼科中心的角膜、外眼疾病及屈光手术专科医师。他毕业于哈佛医学院和哈佛麻省理工学院健康科学与技术系（HST)。他在杜克大学眼科中心完成了眼科住院医师培训,随后在巴斯科姆帕尔默眼科研究所完成了角膜、外眼疾病和屈光手术的专科培训。他是 Heed 奖学金的获得者(为从事视觉科学研究的眼科医师设立)。除了临床工作外,Nallasamy 博士还进行了一项致力于将机器学习应用到临床信息中的研究,尝试通过人工智能来搜集疾病进程中新的信息。

编者名单

主 编

Terry Kim, MD
Professor of Ophthalmology
Duke University School of Medicine
Chief, Cornea and External Disease Division
Director, Refractive Surgery Service
Duke University Eye Center
Durham, North Carolina

Melissa B. Daluvoy, MD
Assistant Professor of Ophthalmology
Duke University School of Medicine
Cornea, Refractive and External Disease Fellowship Director
Duke University Eye Center
Durham, North Carolina

副主编

Michelle J. Kim, MD
Clinical Associate
Duke University School of Medicine
Cornea, Refractive and External Disease Fellowship Director
Duke University Eye Center
Durham, North Carolina

Nambi Nallasamy, MD
Cornea, External Disease, and Refractive Surgery
Assistant Professor of Ophthalmology and Visual Science
University of Michigan, Kellogg Eye Center
Ann Arbor, Michigan

中文版前言

据统计,目前全球有超过 1270 万人患有角膜盲,但每年只有不到 20 万患者能够进行角膜移植手术,同时每年等待捐献角膜的患者数量仍在增加,他们中的有些人可能将面临永久失明。

为了提高我国角膜病诊疗技术,在多位眼科专家共同努力下,我们完成了《角膜病袖珍指南》的翻译工作。

本书由国际著名眼科专家特瑞·克姆(Terry Kim)博士主编,旨在为眼科医师提供一本有关角膜病诊断和治疗的参考指南。本书内容涵盖了眼表疾病的基本检查、常见及罕见的角膜病诊疗要点、角膜病的常见处置和手术等。书中的每一章节均以要点形式呈现,方便读者快速查阅相关信息。书中附有大量的彩色照片,帮助读者对疾病进行识别和强化记忆。

为了方便读者阅读、携带和随时查阅,该书被设计为可放入白大衣口袋的小巧型工具书。该书内容全面且精炼,可适用于医学生、住院医师及高年资医师。

在翻译这本书的过程中,我们始终能感受到编者丰富的临床经验和深厚的理论知识,收获颇多,也深信这本书会给中国眼科同行的学习和工作带来帮助。

主持并参与翻译的各位同事,为翻译本书倾注了大量的心血,使其完美呈现,他们是功不可没的,再次向他们致敬。

本书可能还存在一些不足之处,敬请读者不吝指教。

何伟 徐玲 姚涛

2022年10月

前　言

本书旨在为受训的眼科医师及眼科全科医师提供临床常见角膜病简明而完整的概述。本书图文并茂,利于读者巩固学习和识别眼病。

致谢

很幸运在我们的领域中有这么多聪明、有才华、有创造力和好奇心的医学生、住院医师、专科培训医师和执业医师，他们不断地提出有趣的问题，并迫使我们不断地学习最新的专业知识。我们在写这本书的时候，心里肯定有这样一个特定的群体，我们要在这里对他们表示感谢。我们希望他们发现这本独特的《角膜病袖珍指南》是一个有用的、易用的资源。

我们自己的两名学员，Michelle J. Kim 博士和 Nambi Nallasamy 博士实际上是这本书的共同编者。我们被他们的精力和对这个项目的热情所吸引，所以决定让他们共同编写这本书。我们想借此机会感谢他们对这本角膜书的贡献。他们的任务包括撰写章节内容、收集照片和参考文献、回答问题，以及整理我们多种版本的草稿，我们非常感谢他们的努力，这本书既是我们的也是他们的。

我们也想感谢众多的私人诊所或教学机构的住院医师和临床医师，他们帮助我们审阅和评论了书的内容。

此外，我们非常感谢 Tony Schiavo 和他在 SLACK 公司医疗保健图书和期刊部的出色而机智的团队。他们对这个项目专业的指导和全身心的投入，使得这本书得以出版并获得成功。我们要特别感谢以下人士的协助和监督:Joseph Lowery、Allegra Tiver、Dani Malady 和 Nathan Quinn。

最后,但并非最不重要的是,我们要感谢我们的家人让我们投入时间和精力完成了这个重要而有价值的工作。

Terry Kim,MD

Melissa B. Daluvoy,MD

献 词

献给我的妻子 Ellie 和我的孩子 Ashley 和 Kayley，感谢他们给予我无尽的爱、支持和理解。

感谢我的父母 Kyung Hwae 和 Hyun Sim Kim，感谢他们养育我、教育我、支持我、照顾我。

献给我所有的住院医师、专科培训医师和医学实习生们，是他们不断地让我思考，激励我成为一名更好的老师，让我保持年轻。

献给我所有的老师及导师们，感谢他们的悉心指导和启发。正是以他们为榜样，我确定了职业和个人的奋斗目标。

献给杜克大学、杜克大学医学院和杜克大学眼科中心与我一起实践、研究、合作的所有老师和同事们，有他们支持我的事业，我感到非常荣幸。

Terry Kim，MD

献给所有我曾经的老师们和现在的同事们，感谢他们每天不断地给予我帮助和教导。

献给我所有的学生、住院医师和专科培训医师们，感谢他们给了我教学的乐趣；也要感谢我所有的患者们，我很荣幸能够照顾他们。

最重要的是要感谢我的家人和朋友们，他们一直相信我，我的丈夫一直支持我，还有我的孩子，Terrick 和 Myla，他们总是让我微笑！

Melissa B. Daluvoy，MD

献给我的家人、朋友 Narae Ko 和 Nikki Fuerst，以及我所有的导师和同事们，是他们成就了今天的我。

Michelle J.Kim，MD

献给我所有的老师及导师们，他们一直激励着我。

献给我的家人们，他们坚定地支持我，使我想做的一切得以实现。

Nambi Nallasamy，MD

目 录

第 1 章

检查和诊断性试验

裂隙灯检查法

直接焦点照明法

光束直接投射在检查区域。

弥散光照明　使用较低强度和低放大倍率的宽光束纵览角膜和眼前节(图 1-1)。

裂隙光照明　使用窄光束检查角膜的某一切面。这种方法可以用来仔细检查角膜的某一层,以及判断前房中细胞或闪辉的存在（图 1-2，注意中央区的后弹力层脱离和基质水肿)。

间接照明法

光束被投射在检查区域的侧面或后面。

巩膜散射法　将光束照射到角膜缘：光线会散射出巩

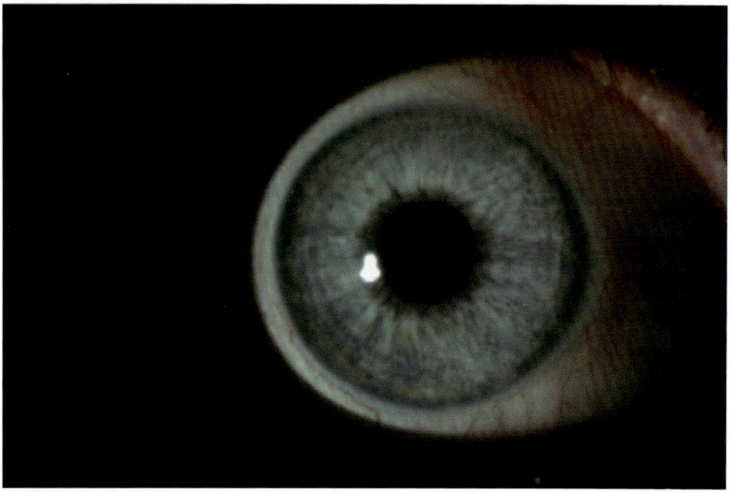

图 1–1 弥散光照明。宽光束用于获得前节的概观。

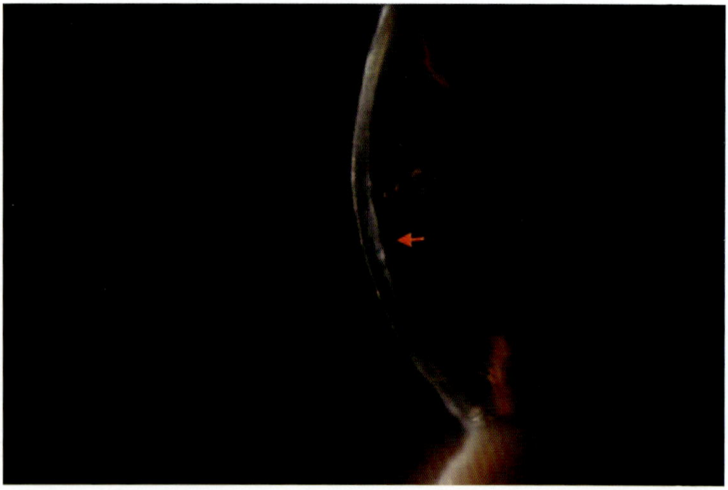

图 1–2 裂隙光照明。窄光束被用来显示角膜的一个切面,可显示角膜厚度和角膜病变的分层信息。箭头指向后弹力层脱离的区域。

膜,并在角膜的内部反射,角膜会被昏暗的光线照亮,突显水肿或混浊病灶(图 1–3)。

后部反光照明法 光线穿过瞳孔边缘:光线会从视网膜上反射回来,产生红色反光,可以透照虹膜的缺陷,突显晶状体或角膜的混浊病灶(见图 10–8 和图 10–9)。

角膜染色

荧光素

荧光素是一种无毒的水溶性染料,在裂隙灯检查中有多种用途。最好用钴蓝色滤光片来观察。

- 用于压平眼压计测验。

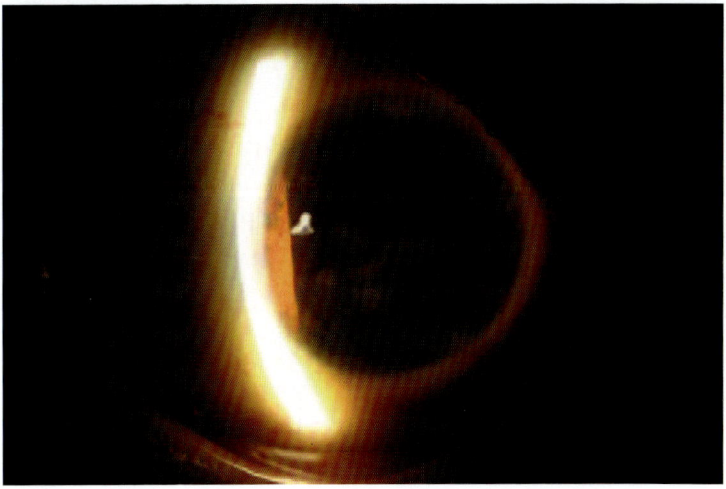

图 1–3 巩膜散射法。当光线照射角膜缘时,可见中央角膜瘢痕。

- 染色脱落或缺失的上皮细胞，有助于显示上皮缺损或干眼患者的角膜斑点状着色(图 1–4)。
- 用于评估干眼症患者的泪膜破裂时间——计算眨眼后数秒到角膜出现干燥斑的时间。

玫瑰红

染色显示无黏蛋白覆盖的上皮细胞，用来检测结膜的敏感性更高(图 1–5)。玫瑰红染色可显示典型的疱疹病毒性角膜炎(上皮型)树枝状病变边缘的失活上皮细胞(见图 5–6)。

丽丝胺绿

染色特征与玫瑰红相似，但刺激性更小、患者耐受性更好(图 1–6)。

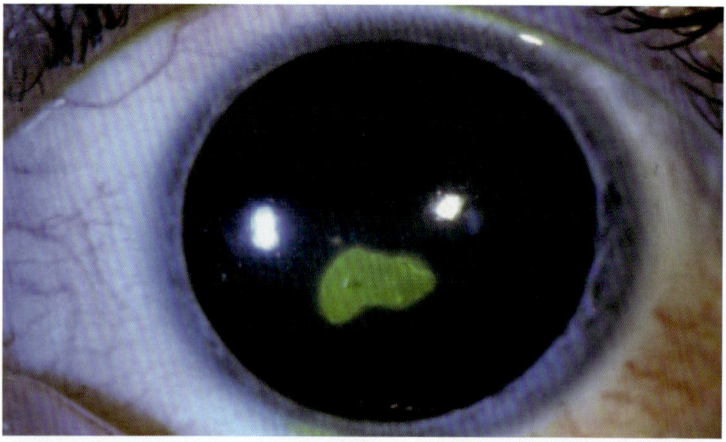

图 1–4 荧光素染色。用荧光素染色显示旁中央区角膜上皮缺损。

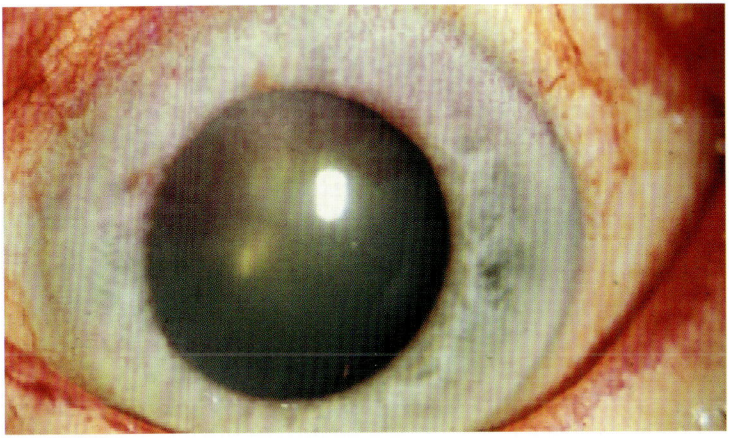

图 1–5　玫瑰红染色。玫瑰红染色突显了上方角膜和结膜的点状上皮糜烂。

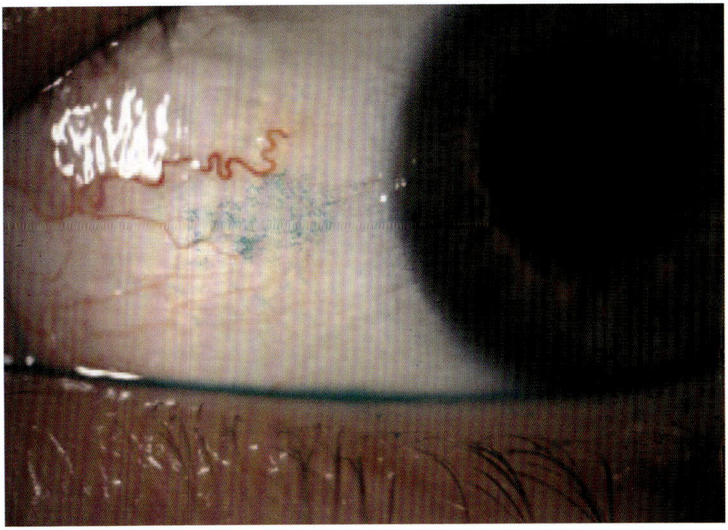

图 1–6　丽丝胺绿染色。丽丝胺绿染色显示结膜上的点状上皮糜烂。

泪液分析

泪液成分检测

泪液渗透压检测 干眼患者的泪液渗透压增加。它是一种使用手持设备收集少量泪液的快速检测方法，渗透压>300 mOsm/L被判定为升高，双眼间结果差异>8 mOsm/L 判定为异常(图 1–7)。

基质金属蛋白酶 9 检测 基质金属蛋白酶 9 (MMP–9)是受损上皮细胞炎症的化学标志物。它使用一种快速检测、一次性设备，仅用少量眼泪便可以检测出其中是否存在 MMP–9 水平升高(图 1–8)。

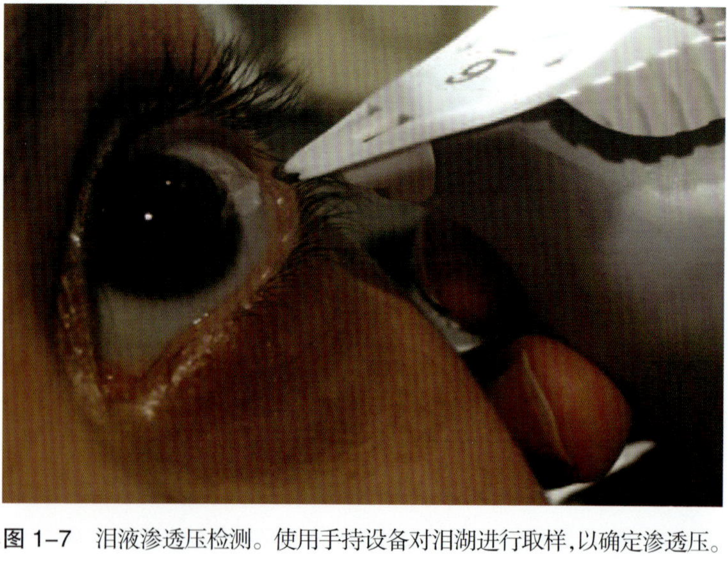

图 1–7 泪液渗透压检测。使用手持设备对泪湖进行取样，以确定渗透压。

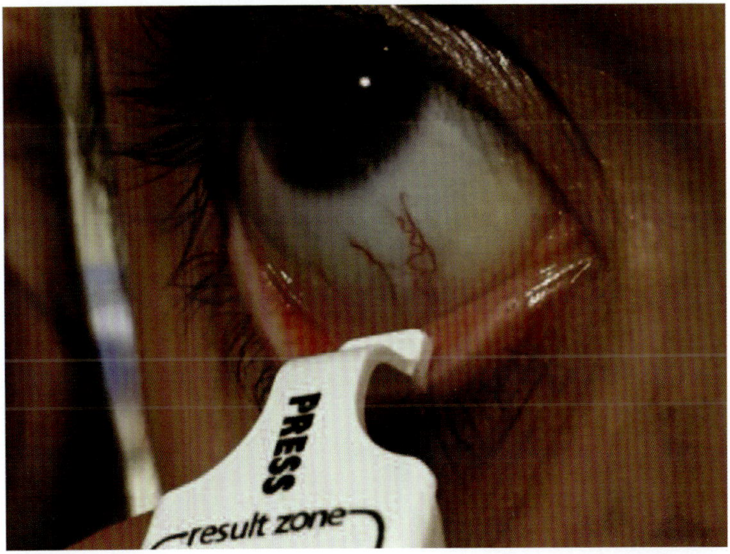

图 1-8　MMP-9 检测。用一次性测试卡进行泪液采集，并确定 MMP-9 的存在。测试卡上有用于显示结果的指示条。

Schirmer 试验

Schirmer 试验是一种泪液生成量的检查。

- 将一张薄条状滤纸放入下眼睑外 1/3 处的结膜囊内，5 分钟后测得湿润量(图 1-9)。
- 通常在滴麻醉剂后进行。
- < 5mm 为异常；5~10mm 为可疑；> 10mm 为正常。

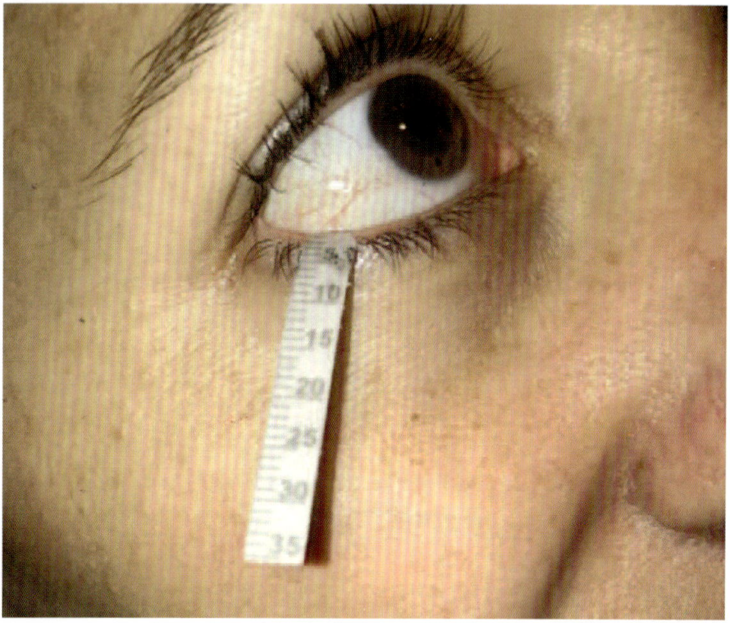

图 1-9 Schirmer 试验。表面麻醉后将试纸放入下穹隆，5 分钟后读取结果。

其他角膜检查手段

角膜厚度测量

角膜厚度是以微米(μm)为单位测定的。

- 角膜平均厚度为 545μm。
- 用于监测内皮细胞功能/角膜水肿。
- 用于角膜激光手术前的检查。

角膜知觉检查

角膜知觉是由第Ⅴ脑神经眼支支配的。检测角膜知觉的方法有定性和定量两种。定性的方法是从棉签中搓出细缕棉丝，用棉丝轻轻触碰角膜表面，并对患者的客观和主观反应进行分级。定量的方法是使用 Cochet-Bonnet 触觉计来检测，调节向角膜延伸的尼龙丝长度(0~6 cm)，检查后记录产生超过 50%反应率的最长尼龙丝的长度。角膜知觉正常的患者通常用 Cochet-Bonnet 触觉计测量为 4.5 cm 或更长，长度小于 4.5 cm 表明角膜知觉减退。

角膜的微生物培养

对可疑感染性角膜炎的情况，如病变累及角膜中央区、大于 2mm、累及深层基质或怀疑有特殊的病原体感染者，我们建议采集标本进行微生物培养以确定病原体。

• 收集标本培养是通过使用无菌刮刀、刀片或拭子搔刮病灶进行的。须从溃疡区的周边部取材，因为中心位置通常是坏死的无活性组织。

• 用无菌刮刀、刀片或浸有巯基乙酸肉汤培养基的海藻酸钙拭子接种平板和载玻片，在平板表面划出多个“C”形的方式进行接种(图 1-10)。载玻片一般不以无菌的方式进行保存，因此在与载玻片接触后，取样的器械(刮刀、刀片或拭子)在再次接触患者之前应更换为新的、无菌的器械。

• 需要送 2 张玻片标本：革兰染色 1 张，真菌染色 1 张。

• 病毒检测：使用涤纶拭子(非棉头或海藻酸钙拭子)和粉红色病毒培养基进行单纯疱疹病毒的聚合酶链反应(PCR)。

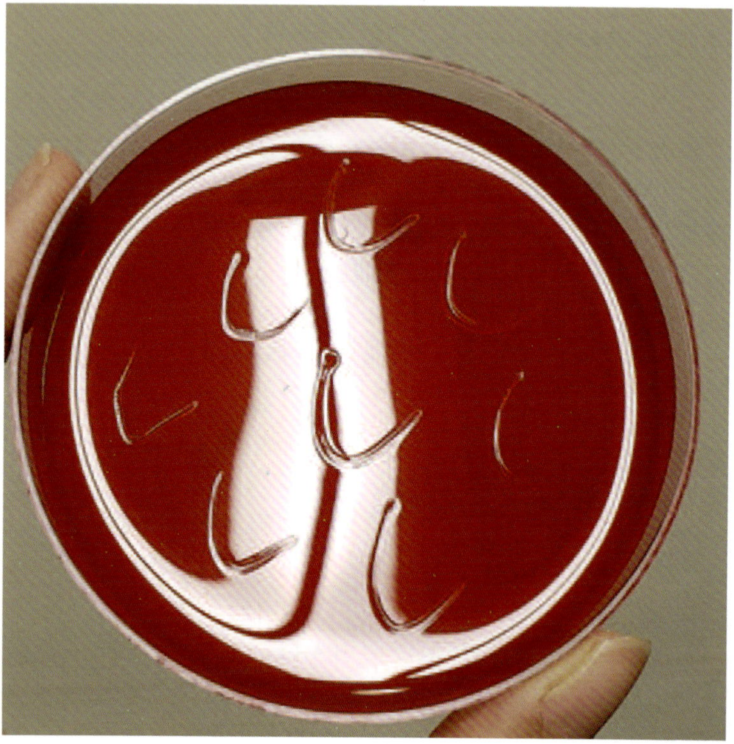

图 1–10 角膜的微生物培养。取角膜浸润物，以划出多个“C”形的方式涂于血琼脂板。

- 血琼脂用于培养需氧细菌。
- 巧克力琼脂用于培养奈瑟淋球菌和嗜血杆菌。
- 沙氏培养基或马铃薯培养基用于培养真菌。
- 硫乙醇酸盐流体培养基用于培养厌氧菌。
- 改良罗氏(Löwenstein–Jensen)培养基用于培养分枝杆菌。

如果临床怀疑棘阿米巴感染,可以用涂片查找棘阿米巴病原体,或者尝试用大肠杆菌覆盖的非营养性琼脂培养基进行培养。

注意不要污染标本:戴手套,避免刮刀接触眼睑或皮肤,每个标本使用新的无菌刮刀。

参考文献

1. Weisenthal RW. *2013-2014 Basic and Clinical Science Course, Section 8: External Disease and Cornea*. San Francisco, CA: American Academy of Ophthalmology; 2014.

第2章

角膜和前节成像

测量角膜曲率

角膜曲率计

角膜曲率计可测量角膜中央区的曲率,由此可以估算角膜的屈光度[1]。

角膜曲率计可用于测量规则性散光,用于验配角膜接触镜和白内障手术前的人工晶状体度数计算。

经典的角膜曲率计是将角膜视为凸面镜,利用角膜的反射性质来测量和计算角膜的曲率半径。

角膜曲率计在测量大多数正常的角膜时都很准确,但对圆锥角膜和接受过屈光手术的角膜,用角膜曲率计测得的角膜屈光度值,其准确性受到限制。

角膜地形图

角膜地形图是一种无创的成像方法，可用于生成角膜前表面的地形图像[2-4]。

角膜地形图被广泛应用于评估拟行屈光手术的患者，诊断和监测角膜扩张性疾病，判断角膜肿瘤和翼状胬肉对角膜曲率的影响，评估穿透性角膜移植术（PKP）后的角膜形状。

经典的地形图是基于 1880 年 Antonio Placido 提出的 Placido 圆盘设计的，其由一系列同心圆环组成。后来由于从图像中自动检测圆环算法的发展，采用计算机彩色编码技术将角膜不同曲率和屈光度总值用各种不同颜色表示。

常规临床评估中最常用的图是轴向曲率图（图 2-1），它

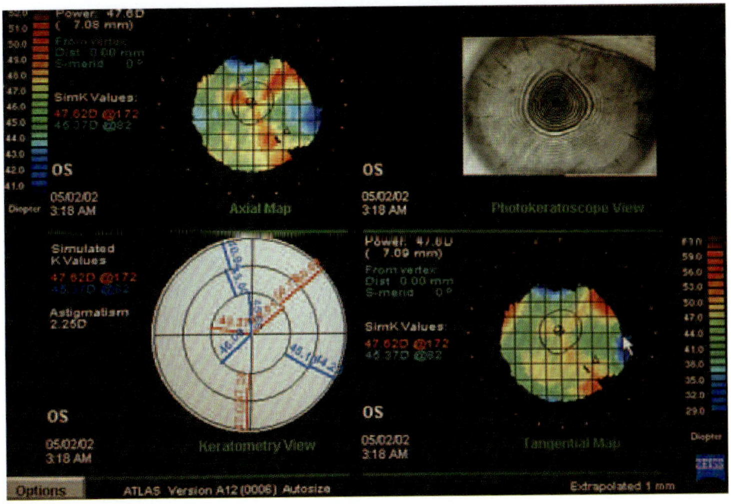

图 2-1　角膜地形图。蔡司 Atlas 设备的扫描显示轴向曲率、Placido 圆盘图像、模拟角膜曲率计（SimK）和切向曲率。

将角膜曲率值与角膜形状联系起来。在这张图上，正常的眼睛通常有平滑的曲率轮廓，左右眼通常来说是对侧的。虽然轴向曲率图可能低估了角膜周边部位的曲率值，但它对角膜形状的强调使其在识别有角膜扩张风险的患者时特别有用。

除了轴向曲率图外，还可以计算得出屈光度图、瞬时曲率图、差异图和高度图。

裂隙扫描型角膜地形图

裂隙扫描型角膜地形图是使用裂隙光束照射，从角膜前表面和后表面散射的光线可生成角膜厚度图和前后表面的高度图，提供角膜的三维图像[5-7]。高度图可用于圆锥角膜的识别，因为角膜后表面高度的增加可能是圆锥角膜最初的改变之一(图 2-2A 显示规则散光，图 2-2B 显示圆锥角膜)。与常规角膜地形图一样，这些图像可用于评估屈光手术的患者，诊断和监测角膜扩张性疾病，判断肿瘤和翼状胬肉对角膜曲率的影响，评估 PKP 后的角膜形状。

眼前段光学相干断层扫描

眼前段光学相干断层扫描(ASOCT)使用干涉光测量法生成眼前段的横断面图像(图 2-3)[8-10]。

ASOCT 可提供有关角膜曲率、厚度和混浊度等信息。

对光学相干断层扫描(OCT)图像进行分割可以生成曲率图和厚度图，这可用于评估角膜扩张性疾病。

对于角膜混浊的患者，OCT 可以用来确定混浊的深度，进而有助于确定手术干预是否合适，如果合适，选择哪种类型的手术更好。

因为 ASOCT 具有极好的深度分辨率 (现代系统为 3~

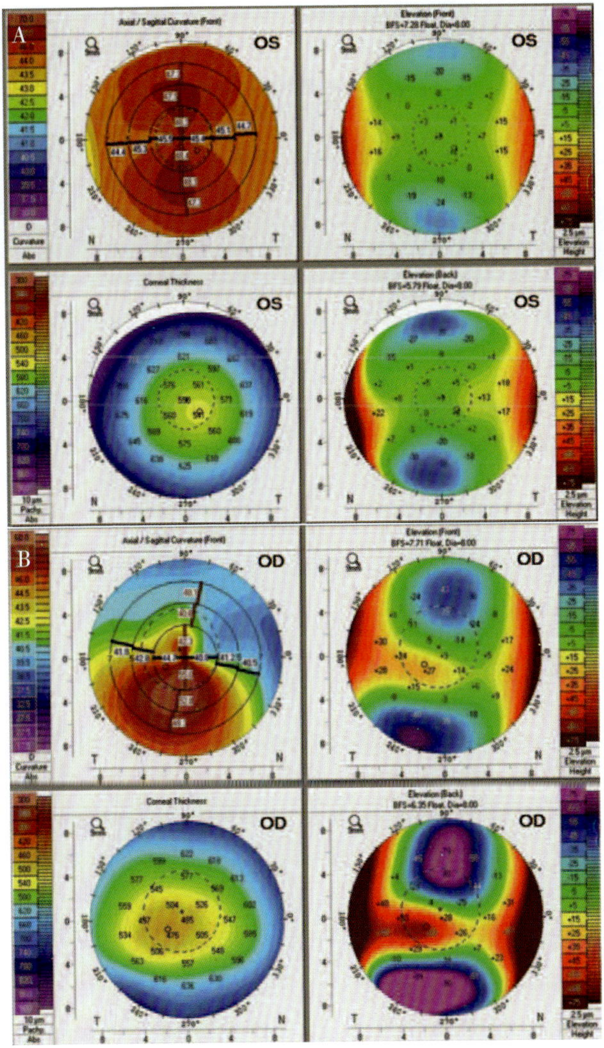

图 2–2　裂隙扫描型角膜地形图。(A)显示正常角膜厚度和规则性角膜散光。(B)显示圆锥角膜患者角膜的下方变陡和同时变薄。

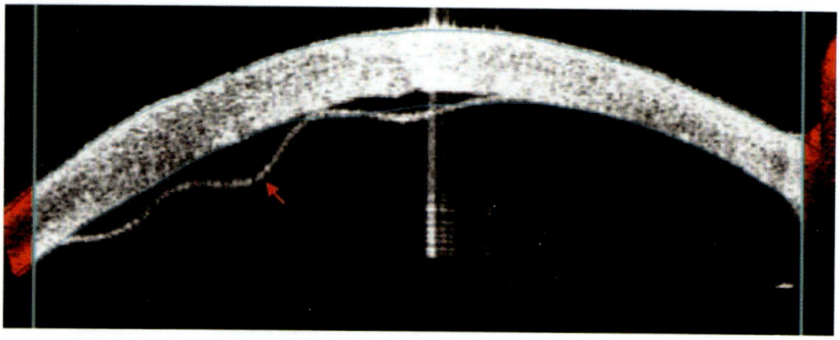

图 2-3 ASOCT。角膜横断面图像显示后弹力层脱离(红色箭头所示)。

5μm),也可用于评估手术后的角膜变化(尤其是板层角膜移植术后)。特别在角膜内皮移植术后,因为角膜基质的水肿会限制检查者对角膜后表面和前房的观察，此时 ASOCT 有助于确定内皮植片的附着情况。高分辨率 ASOCT 系统也用于眼表肿瘤的评估和鉴别,包括眼表鳞状瘤、淋巴瘤和黑色素瘤等。

超声生物显微镜

超声生物显微镜(UBM) 使用高频超声(25~100 MHz)获取眼前节和眼附属器的横断面图像(图 2-4)[11-13]。

UBM 使用高频超声，其轴向分辨率高于传统超声(UBM 为 20~40μm,传统超声波为 50~150μm),但组织穿透力有限(UBM 通常为 1~5mm,而传统超声波为 15~35mm)。

UBM 检查通常需要眼和扫描超声探头之间填充液体耦合剂后再进行操作。

虽然 UBM 的分辨率低于 ASOCT 系统(3~5μm),但有时 UBM 在成像方面更灵活。特别是由于 UBM 使用了声波来进行检查,它能够成像不透明的组织,包括眼睑、巩膜和病理性

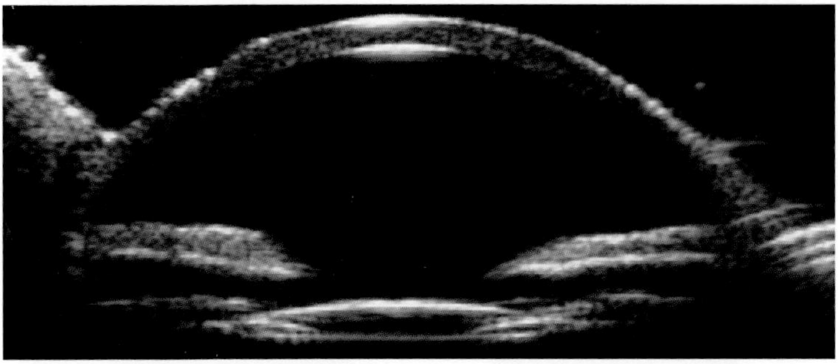

图 2–4　UBM。利用高频超声捕捉到的正常眼前节图像。

改变的角膜。此外，它还可用于评估眼前段肿瘤、晶状体状态、虹膜结构和前房角的状态。在角膜不透明时，眼前段内部结构的可视化对于手术的规划至关重要，而此时光学成像系统却难以实现。

角膜内皮显微镜

角膜内皮显微镜是一种快速、非接触的成像方式，通常用于评估角膜内皮和后弹力层[14,15]。

角膜内皮显微镜的检查依靠在一个光学接口上镜子样的反射镜面。在临床实践中，通常观察的界面是角膜内皮–前房水界面。观察从这个界面反射的光线，可以得到角膜内皮细胞的图像。系统捕捉角膜内皮的多个图像，包括中央、中周和外周内皮，可以对内皮进行定性和定量分析。

角膜内皮细胞的大小、形状和密度也可被分析(图 2–5)。

通过对角膜内皮细胞的定量分析，我们可以监测角膜内皮疾病（如 Fuchs 角膜营养不良或人工晶状体眼的大疱性角膜病变），以及追踪随访角膜内皮疾病手术治疗后的内皮情

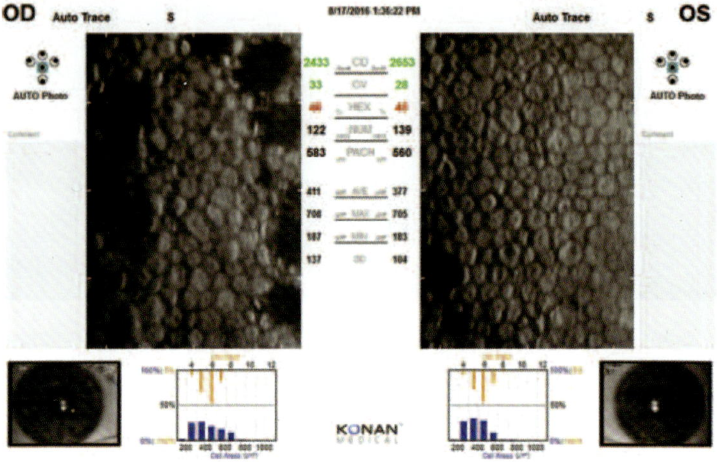

图 2–5 角膜内皮显微镜。该读数提供有关内皮细胞密度、体积和形态的信息。图像上圆形的、黑色的空洞区域为滴状物（译者注：Fuchs 内皮营养不良内皮面向内的滴状突起）。

况。

共聚焦显微镜

共聚焦显微镜用于研究角膜的特定细胞层，即使在瘢痕或水肿的情况下也可进行检查[16-19]。

共聚焦显微镜是指使用聚焦在组织内特定位置的点源（光）和聚焦在组织内相同位置的点探测器来工作。减少光源尺寸可以消除来自被检查组织内邻近区域的影响，从而增加潜在的分辨率。为了生成有效区域的图像，在一个给定的平面内扫描拟检查的区域，然后整合成一个单一的图像。图像可以在多个深度获取，生成一个从上皮细胞到内皮细胞的图像组。

共聚焦显微镜的横向分辨率为 1~2μm，轴向分辨率为 4μm。在这个水平可以观察上皮细胞、基质细胞、炎症细胞、基底下神经丛和内皮细胞。

共聚焦显微镜最常用于感染性角膜炎［特别是棘阿米巴(图 2–6)和真菌感染］、角膜炎症性疾病、屈光手术伤口愈合后情况等的评估。此外，角膜神经密度可作为角膜疾病和全

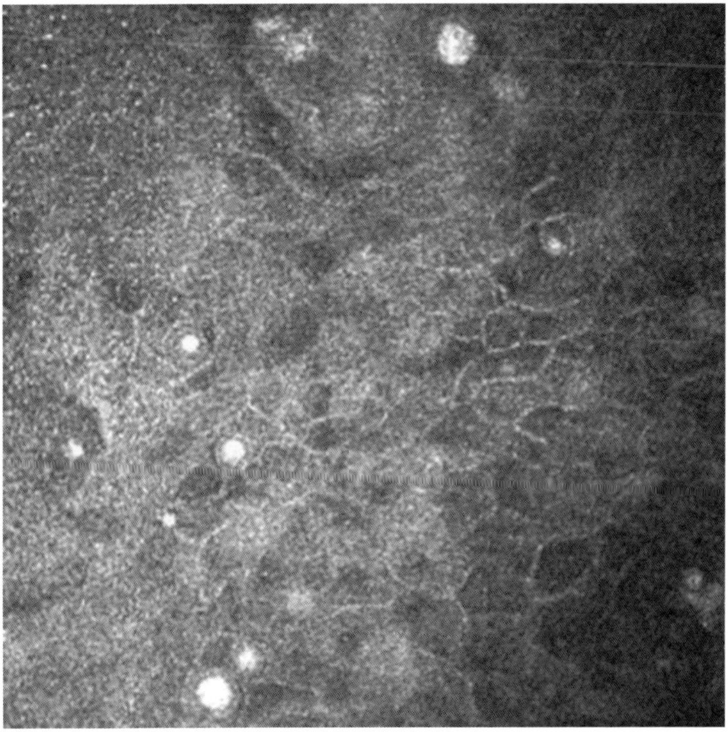

图 2–6　共聚焦显微镜。棘阿米巴角膜炎患者可见多个双壁囊样结构的包囊。

身神经病变评估的指标。

睑板腺成像

睑板腺成像用于评估睑板腺及其导管的萎缩或缺失（见图 3–3）。

大多数现代形式的睑板腺成像方式包括翻转眼睑，以红外光源照明，然后用红外相机拍照获得图像。

虽然目前还没有单独的睑板腺图像分级的标准量表，但大多数已发表的分级量表都是评估可显影睑板腺腺泡的比例和睑板腺导管的有无。

睑板腺拍照可评估蒸发过强型干眼的严重程度。

参考文献

1. Emsley H. Keratometry. In: *Visual Optics*. London, England: Hatton Press Ltd; 1946:298-324.
2. Bogan SJ, Waring GO III, Ibrahim O, Drews C, Curtis L. Classification of normal corneal topography based on computer-assisted videokeratography. *Arch Ophthalmol*. 1990;108(7):945-949. doi:10.1001/archopht.1990.01070090047037.
3. Dingeldein SA, Klyce SD, Wilson SE. Quantitative descriptors of corneal shape derived from computer-assisted analysis of photokeratographs. *Refract Corneal Surg*. 5(6):372-378. doi:10.3928/1081-597X-19891101-06.
4. Klyce SD. Computer-assisted corneal topography. High-resolution graphic presentation and analysis of keratoscopy. *Invest Ophthalmol Vis Sci*. 1984;25(12):1426-1435.
5. de Sanctis U, Loiacono C, Richiardi L, Turco D, Mutani B, Grignolo FM. Sensitivity and specificity of posterior corneal elevation measured by Pentacam in discriminating keratoconus/subclinical keratoconus. *Ophthalmology*. 2008;115(9):1534-1539. doi:10.1016/j.ophtha.2008.02.020.
6. Tanabe T, Oshika T, Tomidokoro A, et al. Standardized color-coded scales for anterior and posterior elevation maps of scanning slit corneal topography. *Ophthalmology*. 2002;109(7):1298-1302. doi:10.1016/S0161-6420(02)01030-8.

7. Yaylali V, Kaufman SC, Thompson HW. Corneal thickness measurements with the Orbscan Topography System and ultrasonic pachymetry. *J Cataract Refract Surg.* 1997;23(9):1345-1350. doi:10.1016/S0886-3350(97)80113-7.
8. Huang D, Swanson EA, Lin CP, et al. Optical coherence tomography. *Science.* 1991;254(5035):1178-1181. doi:10.1126/science.1957169.
9. Izatt JA, Hee MR, Swanson EA, et al. Micrometer-scale resolution imaging of the anterior eye in vivo with optical coherence tomography. *Arch Ophthalmol.* 1994;112(12):1584-1589. doi:10.1001/archopht.1994.01090240090031.
10. Khurana RN, Li Y, Tang M, Lai MM, Huang D. High-speed optical coherence tomography of corneal opacities. *Ophthalmology.* 2007;114(7):1278-1285. doi:10.1016/j.ophtha.2006.10.033.
11. Foster FS, Pavlin CJ, Harasiewicz KA, Christopher DA, Turnbull DH. Advances in ultrasound biomicroscopy. *Ultrasound Med Biol.* 2000;26(1):1-27. doi:10.1016/S0301-5629(99)00096-4.
12. Pavlin CJ, Harasiewicz K, Sherar MD, Foster FS. Clinical use of ultrasound biomicroscopy. *Ophthalmology.* 1991;98(3):287-295. doi:10.1016/S0161-6420(91)32298-X.
13. Pavlin CJ, Sherar MD, Foster FS. Subsurface ultrasound microscopic imaging of the intact eye. *Ophthalmology.* 1990;97(2):244-250. doi:10.1016/S0161-6420(90)32598-8.
14. Laing RA, Leibowitz HM, Oak SS, Chang R, Berrospi AR, Theodore J. Endothelial mosaic in Fuchs' dystrophy. A qualitative evaluation with the specular microscope. *Arch Ophthalmol.* 1981;99(1):80-83. doi:10.1001/archopht.1981.03930010082007.
15. Laing RA, Sandstrom MM, Leibowitz HM. In vivo photomicrography of the corneal endothelium. *Arch Ophthalmol.* 1975;93(2):143-145. doi:10.1001/archopht.1975.01010020149013.
16. Auran JD, Starr MB, Koester CJ, La Bombardi VJ. In vivo scanning slit confocal microscopy of Acanthamoeba keratitis. *Cornea.* 1994;13(2):183-185.
17. Lukosz W. Optical systems with resolving powers exceeding the classical limit. *J Opt Soc Am.* 1966;56(11):1463-1471. doi:10.1364/JOSA.56.001463.
18. Minsky M. Memoir on inventing the confocal scanning microscope. *Scanning J.* 1988;10:128-138. doi:10.1002/sca.4950100403.
19. Wilson T. Confocal light microscopy. *Ann NY Acad Sci.* 1986;483:416-427. doi:10.1111/j.1749-6632.1986.tb34551.x.

第 3 章

干 眼

水液缺乏型干眼

泪腺的炎症导致泪液的产生减少和眼表炎症介质的释放。

体征和症状 灼烧感、视力模糊，一天结束时症状加重，泪湖降低(<0.3mm)、角膜上皮点状糜烂/浅层点状角膜病变(图 3-1)，严重患者可出现角膜丝状物或上皮角化。

检查 荧光素、丽丝胺绿或玫瑰红染色；Schirmer 试验(无表面麻醉<15mm/5min，表面麻醉<5mm/5min)、泪液渗透压(正常<302mOsm/L，轻中度干眼>315mOsm/L，重度干眼>336mOsm/L)、基质金属蛋白酶 9(MMP-9)阳性、干燥综合征患者可考虑进行全身检查。

治疗 人工泪液、凝胶或软膏(特别是无防腐剂配方)、局部 0.5%环孢素滴眼液(译者注：原文确为 0.5%，国内治疗干眼的局部环孢素常为 0.05%)、立他司特(lifitegrast，Shire 公

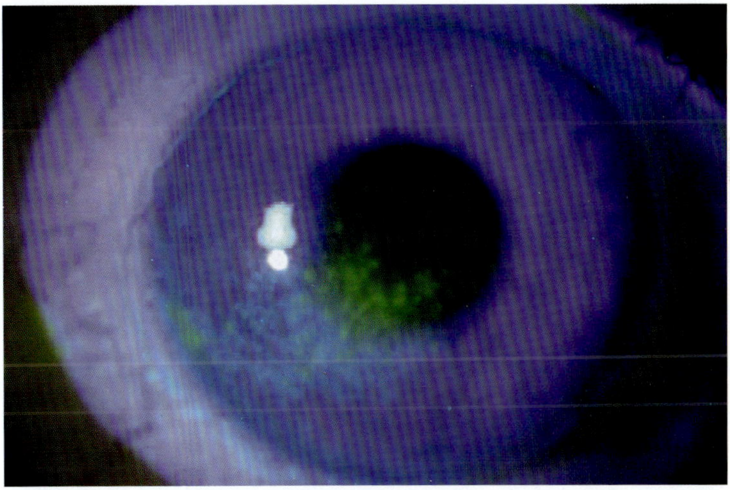

图 3–1　浅层点状角膜病。荧光素染色显示斑片状上皮糜烂。

司的Xiidra)、自体血清滴眼液、泪点阻塞(泪点栓可暂时性阻塞,局部烧灼可获得永久阻塞结果)、湿房镜、ω–3 不饱和性脂肪酸补剂、戒烟、停止含有防腐剂滴眼液、血清类滴眼液、巩膜镜。晚期病例可行睑裂缝合。

蒸发过强型干眼

睑板腺功能障碍(MGD)导致分泌脂质的质量下降,进而引起泪膜不稳定、泪液快速蒸发和泪液高渗。睑板腺功能障碍可继发于眼睑疾病,如眼红斑痤疮、特应性角膜结膜炎和黏膜类天疱疮。

体征和症状　灼烧感、视力模糊、晨间症状加重,泪膜内有泡沫或碎片,眼睑边缘毛细血管扩张,睑板腺口堵塞(图3–2),睑板腺分泌物黏稠,睑板腺萎缩。

检查 泪液破裂时间(<10 秒为异常)、泪液渗透压(>300mOsm 异常)、MMP–9 检测和动态睑板腺成像(图 3–3)。

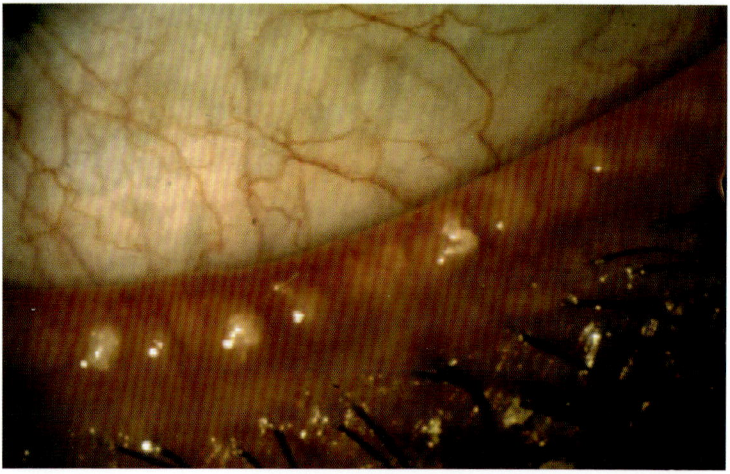

图 3–2 MGD。外眼照片显示多个睑板腺脂栓和眼睑边缘毛细血管扩张。

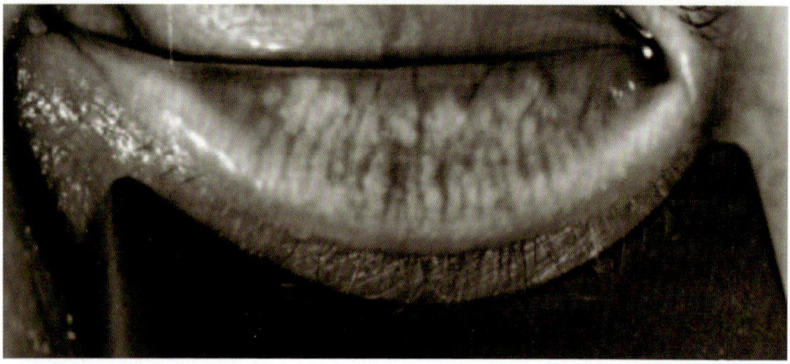

图 3–3 睑板腺拍照。扒开下眼睑,红外线相机拍摄得到正常条索状的睑板腺图像。

治疗　人工泪液、凝胶或软膏、热敷眼垫、眼睑清洁护理(使用商品化的眼睑刷头、婴儿洗发水或稀释的茶树油洗发水)、多西环素、睑板腺挤压(手法挤压或使用 TearScience 公司的 LipiFlow)和强脉冲光(用于酒渣鼻相关眼病患者)。

丝状角膜炎

角膜丝状物的本质是附着在黏液核心上的失活上皮细胞的集合体,常见于严重的干眼患者。

体征和症状　疼痛、异物感、畏光、干涩,角膜表面附着细丝物。

检查　裂隙灯检查和荧光素染色(将染色丝状物;图 3–4)。

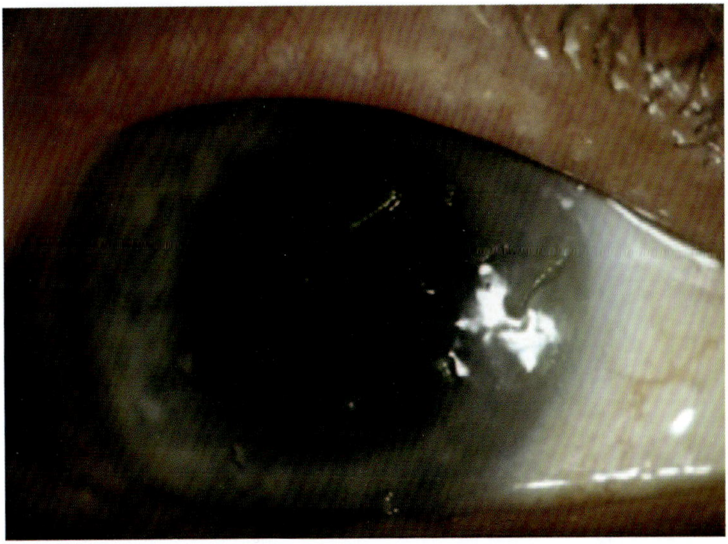

图 3–4　丝状角膜炎。角膜表面黏附的多处丝状物。

治疗 用镊子清创丝状物，10%乙酰半胱氨酸滴剂，人工泪液等润滑剂或泪点栓，绷带镜，以及治疗可导致眼表疾病的眼睑异常。

参考文献

1. Nelson JD, Craig JP, Akpek EK, et al. TFOS International Dry Eye Workshop (DEWS II). *Ocul Surf.* 2017;15(3):269-275. doi:10.1016/j.jtos.2017.05.005.
2. Holland E, Luchs J, Karpecki PM, et al. Lifitegrast for the treatment of dry eye disease: results of a phase III, randomized, double-masked, placebo-controlled trial (OPUS-3). *Ophthalmology.* 2017;124(1):53-60. doi:10.1016/j.ophtha.2016.09.025.

第 4 章

累及眼表的眼睑疾病

睑 缘 炎

睑缘炎是一种眼睑边缘的炎症性疾病,睑缘炎通常分为前部睑缘炎和后部睑缘炎，不过很多时候为前后部同时患病。前部睑缘炎累及眼睑皮肤、睫毛和毛囊,后部睑缘炎累及睑板腺及其开口,常称为睑板腺功能障碍。

体征和症状 睑缘肿胀、增厚、痂皮、毛细血管扩张,睑板腺分泌物厚浊,睑板腺堵塞,结膜充血,局部刺激、瘙痒、灼烧感和视力模糊。

检查 外眼检查及裂隙灯检查,注意观察眼睑缘及睑板腺的情况。泪膜破裂时间、泪膜检测和睑板腺成像(在体的观察睑板腺形态。见图 3-3)。

治疗 眼睑清洁护理,包括用温和的肥皂和温水擦拭眼睑。每日两次 10~15 分钟局部热敷,局部润滑液、ω-3 不饱和脂肪酸补充剂、局部抗生素滴剂和软膏,必要时使用局部类固醇，口服四环素（多西环素 100 mg BID，逐渐减量）。可以在门诊进行治疗，如强脉冲光或热脉动治疗（LipiFlow, TearScience 公司）。

眼红斑痤疮

眼红斑痤疮是一种累及皮肤、胸部和眼睛的炎症性疾病。它可导致皮肤的皮脂腺功能障碍，也是睑板腺功能障碍的主要原因之一。

体征和症状 红肿、灼烧、慢性眼刺激、结膜充血、角膜周边新生血管、眼睑边缘毛细血管扩张、睑板腺囊肿、皮肤脓疱和肥大性酒渣鼻。症状在女性中更常见，但在男性中可能更严重，也可以见于儿童（图 4–1）。

检查 见“睑缘炎”章节。

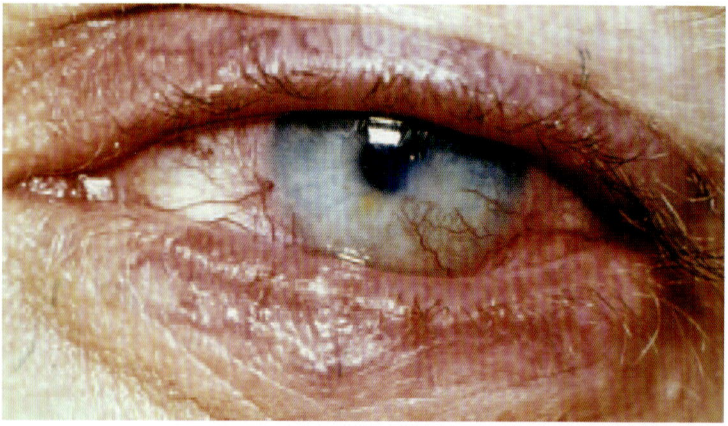

图 4–1 眼红斑痤疮。一例晚期眼红斑痤疮病例，图片显示眼睑红斑和毛细血管扩张、结膜充血和角膜新生血管。

治疗 见“睑缘炎”章节。甲硝唑可用于面部病变。

脂溢性睑缘炎

前部睑缘的炎症，以头皮、耳后区域和鼻唇沟部位剥落和油腻的皮肤为特征。

体征和症状 眼睛灼烧、刺激、视力模糊，其特征为轻度眼睑充血，睫毛周围有结痂和鳞屑（图4-2）。

检查 见“睑缘炎”章节。

治疗 见“睑缘炎”章节。

葡萄球菌性睑缘炎

由葡萄球菌（凝固酶阴性的金黄色葡萄球菌）定植引起的慢性睑缘炎。这些细菌通过各种机制破坏正常的泪膜脂质

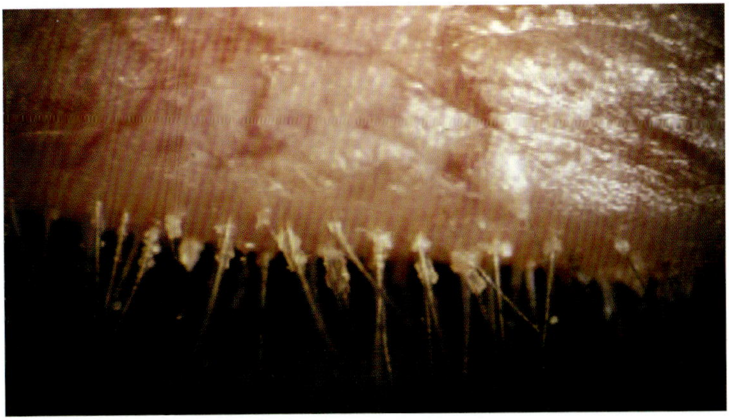

图4-2 睑缘炎。睫毛根部可见鳞屑。

层并诱发炎症。

体征和症状 眼红、灼烧感、视力模糊、慢性刺激、睫毛异位或脱落。可继发角膜病变，如新生血管和泡性角膜炎。

检查 见“睑缘炎”章节。

治疗 见“睑缘炎”章节。

蠕形螨性睑缘炎

蠕形螨性睑缘炎是指由蠕形螨感染引起的睑缘炎。

体征和症状 睫毛周围的圆柱形袖套样鳞屑和其他典型睑缘炎的表现。蠕形螨可出现在无症状的个体中。

检查 裂隙灯检查。可拔睫毛并在光学显微镜下检查以确认诊断。

治疗 除了传统的睑缘炎治疗外，茶树油眼睑湿巾等也能有效治疗睑缘炎。

睑板腺囊肿

在睑板腺或Zeis腺功能障碍的情况下发生的局限性肉芽肿反应。

体征和症状 伴有局部充血的眼睑结节(图4-3)。该病通常是无痛的，可因散光而引起视觉变化。

检查 裂隙灯检查。

治疗 热敷和类固醇/抗生素软膏。有时需要切开引流。

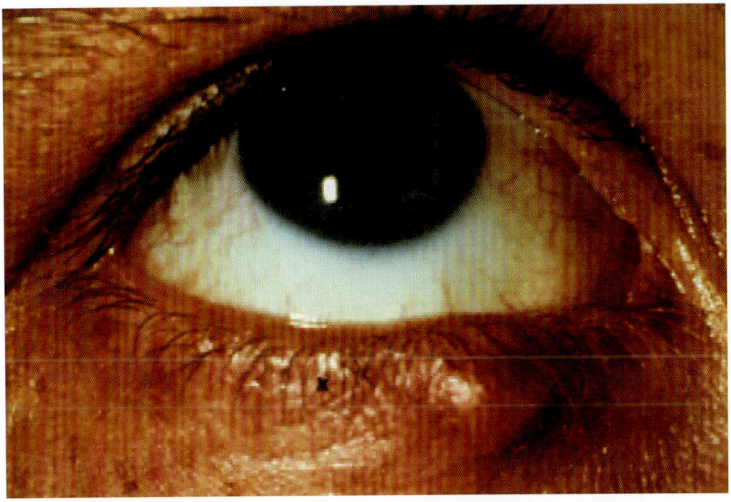

图 4–3　睑板腺囊肿。睑板腺口的堵塞导致脂质积存。

睑腺炎

睫毛毛囊或睑板腺的局部炎症和(或)感染。

体征和症状　发红的、柔软的眼睑结节。其表现通常比睑板腺囊肿急。

检查　裂隙灯检查。

治疗　见“睑板腺囊肿”章节。

眼睑松弛综合征

以上眼睑松弛为特征,用很小的力便可使眼睑轻易地外翻,从而造成暴露睑球结膜的慢性刺激,尤其发生在睡眠时。

体征和症状 在肥胖患者中,眼睑松弛综合征通常与睡眠呼吸暂停有关。眼睑很容易外翻和拉离眼球(图 4–4),松手后很长时间才能回缩到原位。睑结膜面细小的乳头、黏液样分泌物、点状角膜上皮糜烂(PEE)和新生血管。

检查 外眼和裂隙灯检查。

治疗 推荐睡眠监测评估睡眠呼吸暂停,睡眠时戴眼罩等保护眼睛,手术矫正眼睑松弛,夜间局部润滑剂,以及治疗合并的干眼。

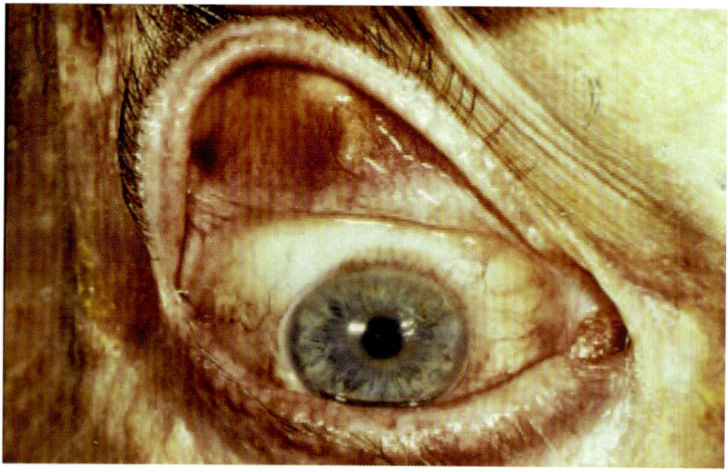

图 4–4 眼睑松弛综合征。上眼睑可以不费力轻易地完全外翻,睑结膜可见乳头。

暴露性角膜病变

该病是由于眼睑闭合不全导致的角膜病变（兔眼症，图 4–5）。病因包括较弱的瞬目、帕金森病、第Ⅶ脑神经（面神经）麻痹、眼睑外翻、甲状腺相关眼病、结膜瘢痕和侵袭性眼睑成形术。

体征和症状　眼红、局部刺激、畏光、异物感，暴露部位浓密的 PEE；当 PEE 密度较低时，怀疑有夜间眼睑闭合不全。

检查　外眼和裂隙灯检查。询问患者的家人，了解其睡觉时眼球暴露的情况。

治疗　积极眼表润滑，夜间软膏或凝胶，胶布封闭睑裂，

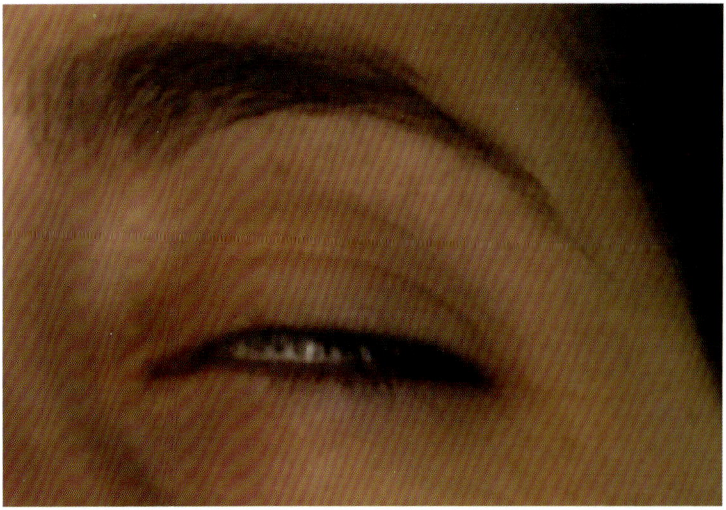

图 4–5　兔眼症。眼睑闭合不全可导致暴露性角膜病变。

睑裂缝合手术,手术修复眼睑异常,上眼睑植入配重黄金。

参考文献

1. Pflugfelder SC, Karpecki PM, Perez VL. Treatment of blepharitis: recent clinical trials. *Ocul Surf.* 2014;12(4):273-284. doi:10.1016/j.jtos.2014.05.005.

第 5 章

感染性疾病

结膜感染

细菌性结膜炎

淋球菌 淋病奈瑟菌引起的结膜感染，通常通过直接或间接的性接触传播(表 5-1)。

体征和症状 大量脓性分泌物，快速起病和进展(图 5-1)，严重的充血、球结膜水肿、眼睑水肿、耳前淋巴结肿大和结膜膜状物。如果治疗不及时，会导致角膜浸润和融解。患者可能伴有尿道炎、阴道炎或宫颈炎。

检查 结膜拭子和革兰染色，鉴定细胞内革兰阴性双球菌；在巧克力琼脂、血琼脂和 T-M(Thayer-Martin)培养基上培养。

治疗 每日至少 4 次冲洗结膜囊，清除炎症介质和分泌物。如果没有角膜受累，可以用单剂量 1g 头孢曲松肌肉注射

表 5-1 新生儿结膜炎的鉴别诊断

出生后 24~48 小时	化学性(通常与滴入硝酸银有关)
出生后 2~5 天	淋病
出生后 6~14 天	衣原体、单纯疱疹病毒

(IM)进行治疗。如果有角膜受累,静脉滴注 1g 头孢曲松 BID 治疗 3 天。替代方案包括单剂量大观霉素 2g IM 或环丙沙星 500mg PO BID 5 天。局部辅助治疗包括抗生素软膏(红霉素、杆菌肽或庆大霉素)或环丙沙星滴眼液(如果角膜受累)。考虑到衣原体合并感染的高发病率,也要针对衣原体进行治疗。

衣原体性沙眼 由沙眼衣原体血清型 A 到 C 引起的感染,主要发生在卫生条件差的地区。传播途径为眼-眼传播,

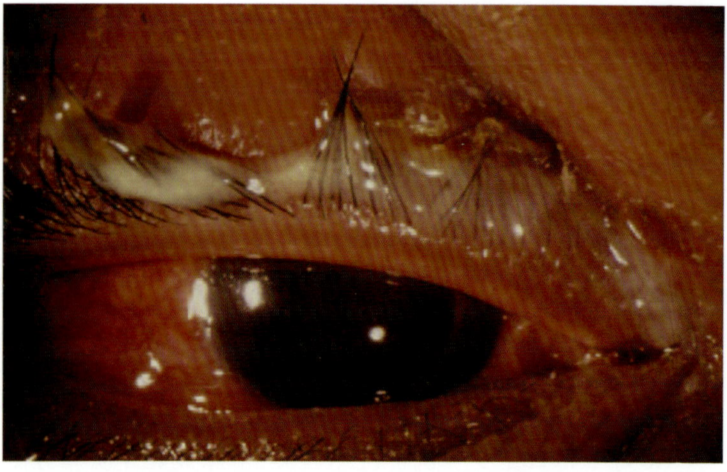

图 5-1 淋球菌性结膜炎。超急性起病,有大量脓性分泌物和严重充血。

但也可以通过苍蝇传播。

体征和症状　异物感、黏脓性分泌物、结膜滤泡、上睑结膜瘢痕(Arlt 线)、角膜缘滤泡圆形瘢痕(Herbert 小凹)、上皮性角膜炎、角膜基质浸润和血管翳(尤其易在上方发生)。晚期表现包括倒睫、睑内翻和角膜瘢痕。

检查　吉姆萨染色、直接免疫荧光法检测衣原体抗原、衣原体培养、聚合酶链反应(PCR)探针。

治疗　全身治疗单剂量阿奇霉素 PO 1g，多西环素PO BID 100mg 2 周，四环素 PO QID 250mg 2 周，红霉素 500mg PO QID 2 周。局部治疗建议使用 1%的四环素、红霉素或磺胺软膏 BID–QID 1~2 个月。处理倒睫以预防角膜瘢痕。改善卫生条件，防止再次感染。

衣原体包涵体结膜炎　沙眼衣原体血清型 D 到 K 引起的结膜感染，通过性、直接或间接接触传播感染。

体征和症状　异物感，超过 3 ~ 4 周的黏液脓性分泌物，结膜滤泡、耳前淋巴结肿大、角膜上皮性角膜炎和上方微血管翳。患者可伴有尿道炎、阴道炎或宫颈炎。

检查　吉姆萨染色、直接免疫荧光法检测衣原体抗原、衣原体培养、聚合酶链反应(PCR)探针。

治疗　单剂量 1g 阿奇霉素 PO，多西环素 100mgPO BID 7 天，四环素 250mg PO QID 7 天，或红霉素 500mg PO QID 7 天。因多合并淋病，需针对性治疗。

其他细菌性结膜炎（非淋球菌性）　结膜的感染通常由直接接触感染者分泌物或从邻近鼻腔或窦黏膜组织感染扩散引起。常见的微生物包括金黄色葡萄球菌、流感嗜血杆菌和肺炎链球菌。

体征和症状　充血、结膜乳头及脓性分泌物(图 5–2)。

结膜膜状物可见于严重的肺炎链球菌感染。通常不发生耳前淋巴结肿大。

检查 如果怀疑超急性淋球菌性结膜炎、免疫功能低下者或者患者有反复发生及顽固性症状的，可考虑进行结膜拭子革兰染色和微生物培养。

治疗 大多数病例为自限性的，并在1周内痊愈。局部治疗包括广谱抗生素，例如，多黏菌素B/甲氧苄啶、庆大霉素、妥布霉素、氟喹诺酮滴剂或软膏QID 1周。如果为流感嗜血杆菌感染，建议全身使用阿莫西林/克拉维酸进行治疗眼外的全身表现。

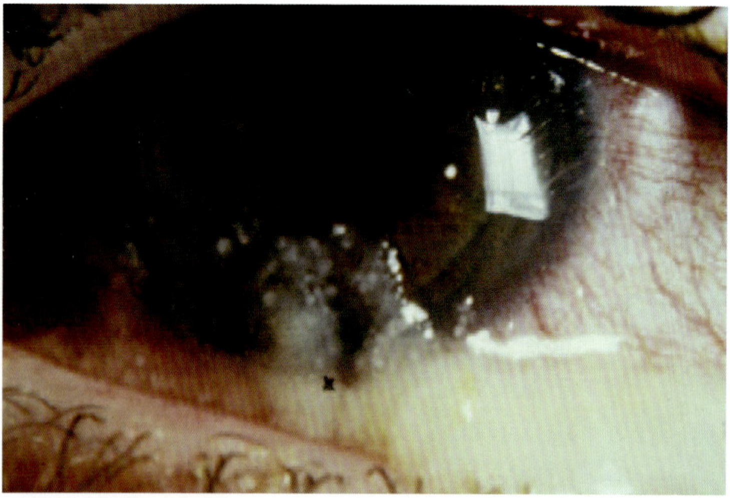

图5-2 细菌性结膜炎。可观察到脓性分泌物，但较淋球菌性结膜炎轻，起病较慢。

病毒性结膜炎

结膜高度传染性的感染性疾病通常由腺病毒引起。流行性角膜结膜炎（EKC）由血清型 8、19、37 或 D 亚群腺病毒引起。

体征和症状　结膜充血、瘙痒、水样分泌物、结膜滤泡、结膜点状出血。EKC 可导致膜或假膜和耳前淋巴结肿大，角膜上皮下浸润可在发病数天至数周后发生（图 5–3）。

检查　临床诊断优先。除非病情严重或慢性发展，否则无须实验室检查。快速泪液检测可用来检测腺病毒，但很少使用。

治疗　大多数病例是自限性的，但具有高度传染性，因此应强调手部卫生。可以通过人工泪液和冷敷来控制症状。瘙痒症状可以用局部抗组胺药来治疗。如果有膜或假膜，用镊子去除并局部使用皮质类固醇 QID。如果有明显的角膜上皮下浸润，用低效局部类固醇或局部 0.5%环孢素滴眼液治疗。

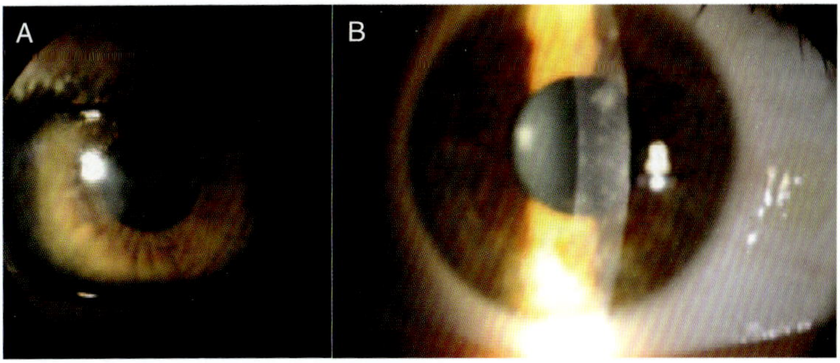

图 5–3　病毒性结膜炎。（A）弥散光照明显示多个散在的圆点状混浊，为上皮下浸润灶。（B）裂隙光照片显示上皮下浸润灶。

帕里诺眼-腺综合征

肉芽肿性结膜炎和局部淋巴结病，最常见的是汉赛巴通体(Bartonella henselae)通过受感染的小猫或受感染的跳蚤引起(猫抓病)。其他原因包括兔热病、结核病、孢子丝菌病、梅毒和球孢子菌病。

体征和症状 眼红、异物感、单侧结膜或穹隆肉芽肿性病变，同侧耳前、下颌下或颈部淋巴结病变。可能出现全身症状，如发烧、头痛和不适。

检查 间接免疫荧光法或酶联免疫法行抗体检测。根据其他全身症状，考虑检查其他病原体。

治疗 全身治疗应根据具体病因。可能的药物包括阿奇霉素、红霉素、多西环素、利福平、磺胺甲噁唑-甲氧苄啶和氟喹诺酮类药物。

角膜感染

细菌性角膜炎

角膜的细菌性感染最常由金黄色葡萄球菌、表皮葡萄球菌、链球菌、铜绿假单胞菌(尤其在佩戴隐形眼镜人群中)、肠杆菌、嗜血杆菌和莫拉菌引起。

体征和症状 疼痛、畏光、眼红、视力下降、单发白色基质浸润(常伴局部上皮缺损、边界清楚)角膜水肿。假单胞菌溃疡可引起伴有内皮斑和前房积脓的化脓性炎症(图 5-4)。

检查 裂隙灯检查和荧光素染色检查，病灶> 2mm 或病灶在角膜中心处时，须行角膜刮片和微生物培养。对治疗无反应的、同时反复培养阴性的患者,可考虑角膜活检。

治疗 开始时每30~60分钟用局部广谱抗生素点眼进行经验治疗:小溃疡用氟喹诺酮,强化妥布霉素14 mg/mL,强化头孢他啶50 mg/mL,或大溃疡用强化头孢唑啉50 mg/mL。如怀疑为革兰阳性球菌,加用强化万古霉素25 mg/mL。如果患者依从性差,可考虑使用结膜下注射抗生素。停止佩戴隐形眼镜。睫状体麻痹可用于缓解疼痛症状。根据培养结果和临床反应减少抗生素的种类和使用频率。在缺乏微生物培养结果时,使用局部类固醇皮质激素是有争议的。对于细菌培养阳性的角膜溃疡病例,联合类固醇激素治疗角膜溃疡试验表明,对于某些亚组,包括数指或视力较差的患者、中心溃疡直径>4mm的患者及非诺卡菌性溃疡患者,如果在使用抗生

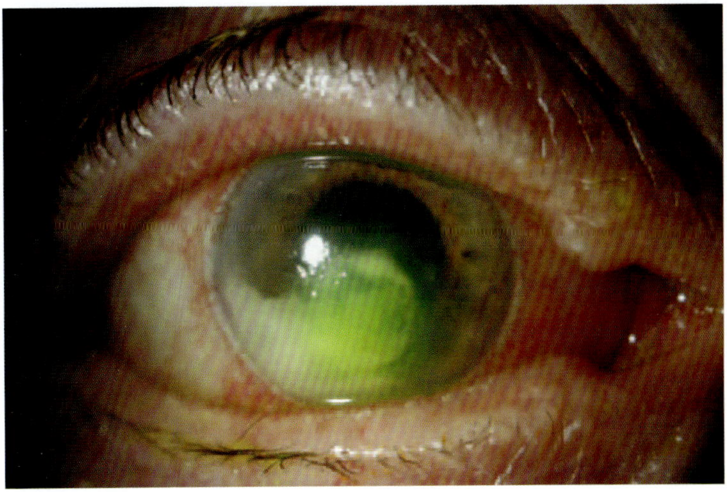

图5–4 假单胞菌角膜炎。圆形角膜浸润被化脓性炎症病灶包围和内皮斑。

素 48 小时后开始使用局部类固醇激素，在视力改善方面可能会有轻微的获益。

非结核分枝杆菌性角膜炎

感染由分枝杆菌(如偶发分枝杆菌、龟分枝杆菌)引起，最常见于 LASIK 术后患者。

体征和症状 眼红、疼痛、视力下降、畏光，屈光手术后延迟起病，弥漫性混浊和浸润。

检查 角膜刮片(可能需要抬起 LASIK 角膜瓣)和在改良罗氏(Löwenstein–Jensen)培养基上培养，抗酸染色。

治疗 外用第四代氟喹诺酮药物，阿米卡星 15mg/mL，克拉霉素 1%~4%，或妥布霉素 14mg/mL。

病毒性角膜炎

单纯疱疹病毒性角膜炎 这种比较常见的感染是由 1 型单纯疱疹病毒(HSV)引起的，它有几种不同的表型。它可以表现为原发感染或由潜伏在感觉神经节的病毒重新激活引起的复发感染。复发感染的 HSV 可以累及几乎所有的眼部组织，但最常见的是角膜。

出血性结膜炎 它是 HSV 原发性感染的最常见表现，累及眼睑和结膜。

体征和症状 眼睑周围有水疱样皮疹，眼睑水肿，结膜滤泡反应(图 5–5)。

检查 通常为临床诊断，但如果不能确定诊断，可考虑疱疹刮片并进行细胞学检查，酶联免疫吸附试验(ELISA)或PCR。

治疗 通常是自限性的，但可以考虑局部或全身抗病毒

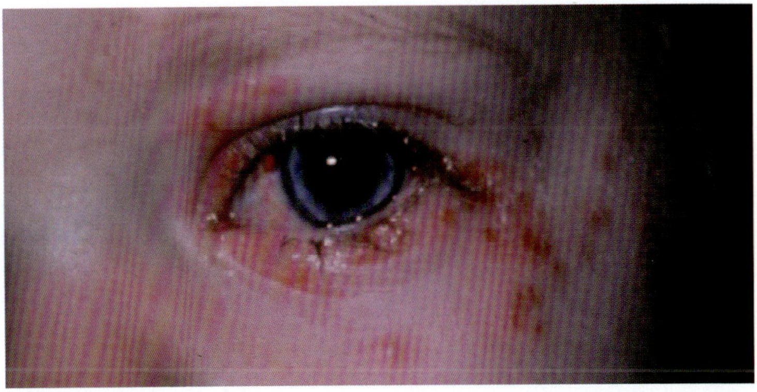

图 5-5 HSV 出血性结膜炎。在眼睑周围可见水疱样皮疹,并伴有结膜充血。

药物(见下文)以缩短病程或防止角膜受累。

上皮型角膜炎

体征和症状 疼痛、畏光、眼红,点状上皮型角膜炎可融合转为树枝状上皮病变,伴有树枝末端的膨大(图 5-6)。

检查 在点表面麻醉药前进行角膜知觉检查(通常为角膜知觉下降)、裂隙灯下荧光素染色检查或玫瑰红染色(可使树枝状病变着色)。如果诊断不确定,考虑用涤纶拭子行角膜病灶取材以进行 ELISA 或 PCR 检测。

治疗 由于局部抗病毒药物的眼表毒性,通常首选全身抗病毒药物治疗(阿昔洛韦 400mg PO 每日 5 次,伐昔洛韦 500mg TID,或福昔洛韦 250mg TID)。因肾功能异常而不能使用全身抗病毒药物者,可使用局部抗病毒药物(0.15%更昔洛韦软膏每日 5 次,或三氟尿苷每日 9 次)。经典的抗病毒药物疗程为 7~14 天,但可根据需要延长。局部禁用糖皮质激素,因为激素的使用可诱发地图状溃疡。

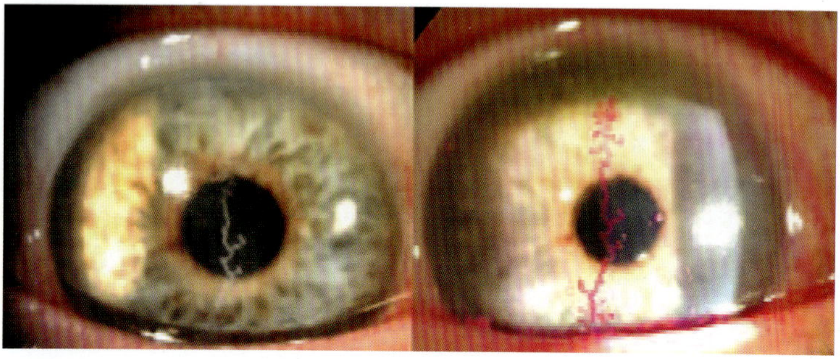

图 5-6 HSV 上皮性角膜炎。有末端膨大的树枝状病变,用孟加拉玫瑰红染色为强着色。(Reprinted with permission from Justin M. Roman, MD, MS.)

基质型角膜炎

体征和症状 疼痛,畏光,角膜基质混浊或浸润,基质水肿。盘状角膜炎表现为一种离散性圆形的内皮和基质水肿,有完整的上皮细胞、KP 和虹膜睫状体炎。疱疹病毒基质坏死型角膜炎表现为类似细菌性角膜炎的化脓性浸润、上皮缺损、虹膜睫状体炎、角膜变薄,可伴有前房积脓。

检查 在点表麻药前进行角膜知觉检查(通常为角膜知觉下降)。如不能确定诊断,可考虑用涤纶拭子行角膜取材进行 ELISA 或 PCR 检测。

治疗 无上皮型角膜炎时,采用局部类固醇皮质激素(1%醋酸泼尼松龙滴眼液每 2 小时一次,缓慢减量)和预防性抗病毒治疗方案(阿昔洛韦 400mg PO BID,缬昔洛韦每日 500mg PO,或福昔洛韦 250mg BID)。应用预防性抗病毒治疗的适应证包括反复发作的 HSV 基质型角膜炎和角膜瘢痕接近视轴患者,有一次以上 HSV 上皮型角膜炎发作史的患者,拟行眼部手术同时有 HSV 角膜炎病史的患者，需要接受眼部免疫抑制剂同时有眼部 HSV 感染史的患者。

带状疱疹角膜炎　水痘带状疱疹病毒复发引起的角膜感染(原发感染是水痘)。该病毒潜伏在神经节中，随后以带状疱疹(皮肤受累)或眼带状疱疹(第Ⅴ脑神经支配区的眼部受累)的形式复发。通常见于老年人或免疫功能低下的个体。

体征和症状　伴有疼痛的单侧皮疹(鼻尖受累提示更严重的眼部受累——Hutchinson 征；图 5-7)、畏光、流泪、滤泡性结膜炎、角膜假树枝样病变(缺少末端膨大；图 5-8)、基质型角膜炎、虹膜睫状体炎、扇形虹膜萎缩、钱币状角膜浸润、盘状角膜炎、神经营养性角膜炎。

检查　在点表麻药前进行角膜知觉检查(通常为角膜知觉下降)，裂隙灯检查，荧光素染色(着色较差的假树枝)和玫瑰红染色(中度着色的假树枝)。对于既往没有免疫缺陷疾病的年轻患者，须进行艾滋病毒检测。

治疗　全身抗病毒药物(阿昔洛韦 800mg PO 每天 5 次，伐昔洛韦 1g PO TID，或泛昔洛韦 500mg PO TID)。如果免疫功能缺陷，静脉注射阿昔洛韦 10mg/kg TID 7~10 天，随后转为口服阿昔洛韦。如果有虹膜睫状体炎或基质型角膜炎，可局部加用皮质类固醇和睫状体麻痹。阿米替林 25mg PO TID 可能有助于预防带状疱疹后神经痛的发生。

不常见的病毒性角膜感染

EB 病毒　EB 病毒 (EBV) 可引起单侧或双侧的角膜炎，通常通过唾液传播。

体征和症状　异物感、红肿、滤泡性结膜炎、多灶性基质型角膜炎、上皮下浸润、角膜周边血管化。

检查　抗病毒衣壳抗原抗体(IgM 和 IgG)。

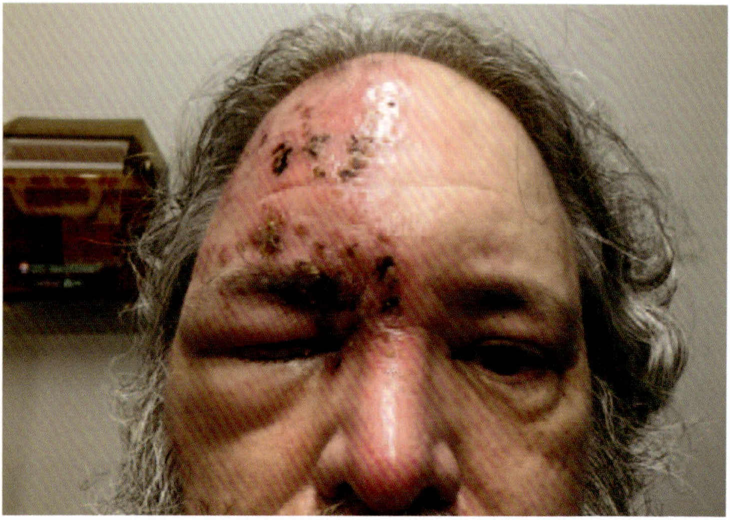

图 5–7 眼带状疱疹。沿着 V1 皮区分布的单侧性已结痂疱疹。鼻尖部受累,这意味着眼部受累的可能性更大。

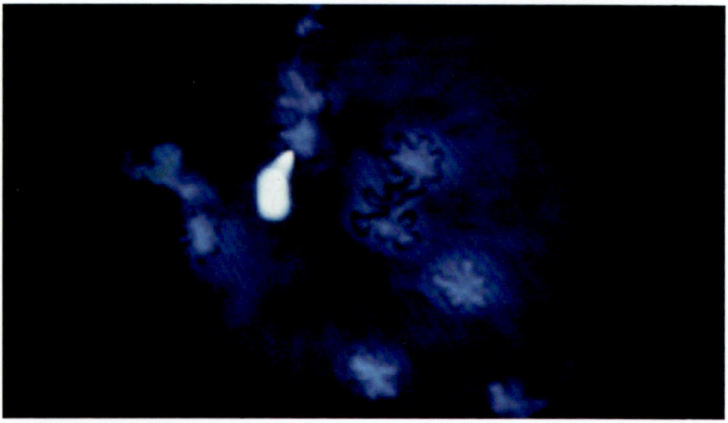

图 5–8 带状疱疹角膜炎。角膜有多个假树枝状病灶(缺少末端膨大),荧光染色着色较差。

治疗　自限性的。明显可见的上皮下浸润，需在排除其他感染后，考虑联合使用皮质激素来治疗。

巨细胞病毒　巨细胞病毒(CMV)无处不在，由其引起的角膜炎通常通过唾液或其他体液传播。CMV 通常表现为角膜内皮炎，在难治性局灶或区域性的角膜水肿和早期移植物失败时应予以考虑。

体征和症状　疼痛、畏光、流泪、内皮炎(表现为 KP、局灶性或弥漫性角膜水肿、内皮细胞丢失)和虹膜睫状体炎。

检查　前房穿刺，PCR 检测 CMV，眼后段检查以排除视网膜炎。

治疗　更昔洛韦(1g PO TID)或缬更昔洛韦(900mg PO BID)。

真菌性角膜炎

最常见于潮湿地区、植物性外伤或皮质类固醇使用者。常见的真菌菌种包括镰刀菌(丝状菌)、念珠菌(酵母菌)和曲霉菌(丝状菌)。

体征和症状　症状较轻、疼痛、轻度红肿、灰白色浸润伴羽毛状边缘，多发卫星灶、内皮斑、前房内真菌侵袭、前房积脓，对抗细菌药物治疗无反应(图 5-9)。

检查　角膜刮片和沙氏培养基或血琼脂培养，氢氧化钾湿片、吉姆萨染色、格莫瑞六亚甲基四胺银(GMS)染色、氟化钙白染色后镜检。

共焦显微镜可助于确定真菌菌丝。如果对反复培养阴性同时治疗无反应的病例，应考虑行角膜活检。

治疗　真菌性角膜溃疡治疗试验表明，局部 5%那他霉素点眼(每小时 1 次开始)是丝状真菌的首选药物，而局部

0.15%~0.3%的两性霉素 B 更适合治疗酵母菌感染。局部1%伏立康唑可作为难治性病例的辅助治疗。伏立康唑也可通过角膜基质内注射、前房内注射和玻璃体内注射等方式给药，具体取决于真菌感染的深度和部位。口服氟康唑或伏立康唑可为局部点眼的辅助治疗。可以根据需要使用睫状肌麻痹剂来缓解眼痛的症状。禁用类固醇激素，因为激素可导致病情的明显恶化。

棘阿米巴和其他寄生虫性角膜感染

棘阿米巴病是一种寄生虫感染，与接触淡水和佩戴隐形眼镜不卫生有关。

体征和症状 严重疼痛(与检查结果不成比例)、畏光、眼红、症状缓慢发展、上皮或上皮下浸润、假树枝状角膜病

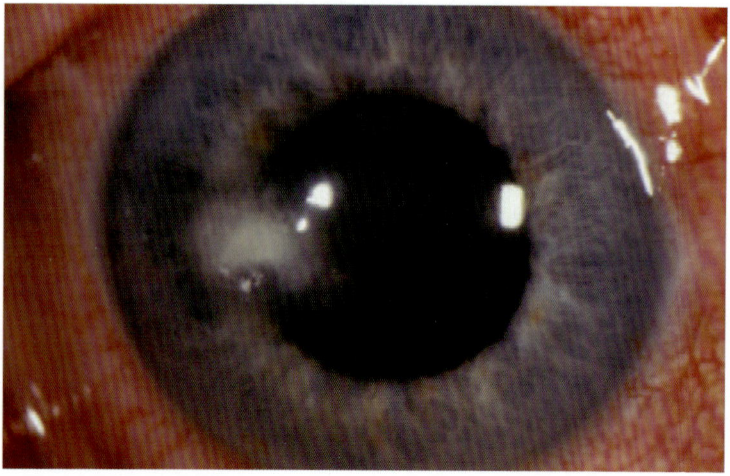

图 5–9 真菌性角膜炎。角膜浸润区边界不清，羽毛状边缘。

灶、放射状角膜神经炎(图 5–10)、晚期(超过 3 周)患者基质环状浸润(表 5–2)和角膜变薄。

检查 角膜刮片(革兰、吉姆萨、钙荧光白、吖啶橙或高碘酸–希夫染色)、角膜培养(大肠杆菌覆盖的非营养性琼脂培养)、共聚焦显微镜识别双壁结构的包囊(见图 2–6)和角膜活检。

治疗 外用 0.02%聚己二甲基双胍,0.02%氯己定,0.1%羟乙基磺酸丙脒,新霉素–多黏菌素 B–短杆菌肽每小时 1 次点眼。治疗需要持续至少 3 个月,并缓慢减量。如早期发现,清创去除上皮留样可协助诊断,亦有利于治疗。

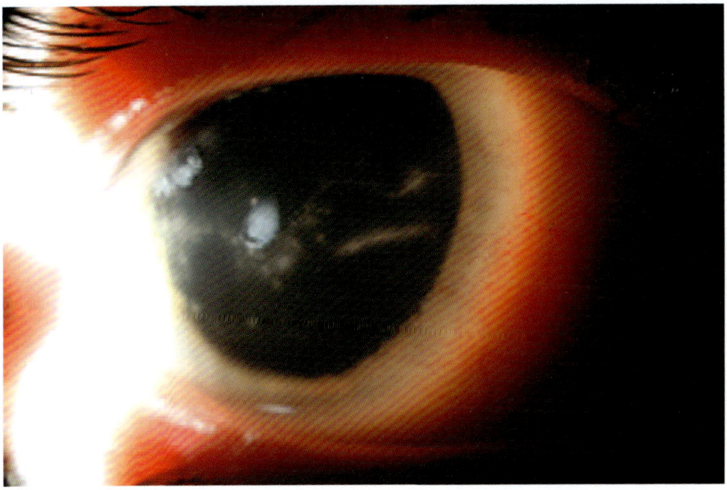

图 5–10 棘阿米巴性角膜炎。有多灶性上皮浸润、假树枝状病变和沿角膜神经的炎症病灶(放射状角膜神经炎)。

表 5-2 角膜环状浸润的鉴别诊断
棘阿米巴性角膜炎(晚期表现)
真菌性角膜炎
单纯疱疹病毒性角膜炎
假单胞菌角膜炎
局部麻醉剂滥用

参考文献

1. Barron BA, Gee L, Hauck WW, et al. Herpetic Eye Disease Study. A controlled trial of oral acyclovir for herpes simplex stromal keratitis. *Ophthalmology*. 1994;101(12):1871-1882. doi:10.1016/S0161-6420(13)31155-5.
2. Weisenthal RW. *2013-2014 Basic and Clinical Science Course Section 8: External Disease and Cornea*. San Francisco, CA: American Academy of Ophthalmology; 2014.
3. Gerstenblith AT, Rabinowitz MP, eds. *The Wills Eye Manual: Office and Emergency Room Diagnosis and Treatment of Eye Disease*. Philadelphia, PA: Lippincott Williams & Wilkins; 2012.
4. Mannis MJ, Holland EJ, eds. *Cornea*. 4th ed. Edinburgh, Scotland: Elsevier Inc; 2016.
5. Prajna NV, Krishnan T, Mascarenhas J, et al. The mycotic ulcer treatment trial: a randomized trial comparing natamycin vs voriconazole. *JAMA Ophthalmol*. 2013; 131(4):422-429.
6. Srinivasan M, Mascarenhas J, Rajaraman R, et al. The Steroids for Corneal Ulcers Trial (SCUT): secondary 12-month clinical outcomes of a randomized controlled trial. *Am J Ophthalmol*. 2014;157(2):327-333.e3. doi:10.1016/j.1jo.2013.09.025.
7. Srinivasan M, Mascarenhas J, Rajaraman R, et al. Corticosteroids for bacterial keratitis: the Steroids for Corneal Ulcers Trial (SCUT). *Arch Ophthalmol*. 2012;130(2):143-150. doi:10.1001/archophthalmol.2011.315.
8. Wilhelmus KR, Dawson CR, Barron BA, et al. Risk factors for herpes simplex virus epithelial keratitis recurring during treatment of stromal keratitis or iridocyclitis. Herpetic Eye Disease Study Group. *Br J Ophthalmol*. 1996;80(11):969-972.

第 6 章

结膜和角膜的炎症性疾病

结　膜

季节性和常年性过敏性结膜炎

免疫球蛋白 E(IgE)介导的超敏反应导致组胺和其他炎性介质的释放。

体征和症状　双侧眼痒、流泪、肿胀、球结膜水肿、暴露于过敏原后立即出现症状的乳头反应。

检查　过敏性结膜炎是一种临床诊断,但咨询过敏症专科医师可以帮助确定过敏原。

治疗　避免过敏原,用人工泪液和冷敷来缓解症状,局部抗组胺药(萘甲唑啉、咪地丁),局部肥大细胞稳定剂(色甘酸钠、洛草氨酸氨丁三醇),双效药物(洛帕他定、酮替芬),局部 0.5%环孢素,全身抗组胺药,严重者可使用局部皮质类固醇。

春季角结膜炎

I 型和 IV 型超敏反应，通常季节性地影响男孩。

体征和症状 双侧眼痒，有黏液样分泌物，典型的上睑结膜上有巨大乳头（图 6–1），结膜充血，球结膜水肿，点状上皮糜烂，角膜血管翳（通常在上方），上方盾状溃疡（非感染性）。Horner–Trantas 结节是角膜缘部位失活的炎细胞聚集形成的白色结节，常见于非洲或亚洲患者。

检查 临床诊断。

治疗 轻度至中度患者使用局部抗组胺剂或局部肥大细胞稳定剂；局部使用糖皮质激素，0.5%环孢素，或在严重病

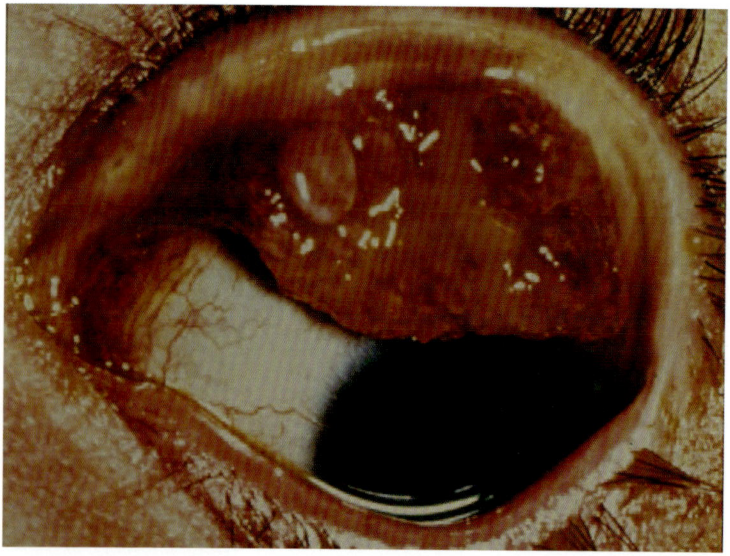

图 6–1 春季角结膜炎。可见睑结膜面突起的巨大乳头，角膜上可见圆形混浊灶，为盾状溃疡。

例中使用他克莫司。也可以考虑皮质类固醇上睑内注射。

特应性角结膜炎

全年发生的慢性Ⅰ型超敏反应,发生于有特应反应史的个体。

体征和症状　眼痒、黏液样分泌物、上下睑结膜细小或中等大小乳头、结膜瘢痕、角膜点状上皮糜烂、眼睑结痂和湿疹,易发生单纯疱疹病毒和金黄色葡萄球菌感染。

检查　临床诊断。

治疗　局部用抗组胺药,局部用肥大细胞稳定剂,严重患者局部使用皮质类固醇。如果局部治疗后病情仍有进展,可考虑全身性免疫抑制。

巨乳头性结膜炎

软性隐形眼镜相关的超敏反应。

体征和症状　眼痒、异物感、隐形眼镜耐受性差、上睑结膜巨大乳头、隐形眼镜上方移位(脱位到上穹隆)、隐形眼镜过度运动、隐形眼镜碎片堆积。

检查　上睑外翻及大乳头检查。

治疗　改善隐形眼镜的贴合度,缩短隐形眼镜的佩戴时间,更彻底地清洗隐形眼镜(包括酶洗),改为日抛型隐形眼镜。在严重的情况下,停止隐形眼镜和开始局部抗组胺、肥大细胞稳定剂或低剂量局部皮质类固醇。

眼瘢痕性类天疱疮

眼瘢痕性类天疱疮也称为黏膜类天疱疮,是由抗基底膜自身抗体引起的Ⅱ型超敏反应。

体征和症状 眼干、眼红、结膜上皮下纤维化、穹隆缩窄、睑球粘连形成(图 6-2)、泪腺炎性损伤引起的干眼、结膜角化(图 6-3)、睑内翻、倒睫、角膜血管翳和溃疡。也可能发生口腔、生殖器或肛门部位的溃疡。

检查 翻开上、下眼睑以评估纤维化和睑球粘连程度。结膜活检采用直接免疫荧光或免疫过氧化物酶染色,以证明补体 3、IgG、IgM 或 IgA 与基底膜的结合,但常见假阴性结果。

治疗 轻度患者使用多西环素或氨苯砜 (葡萄糖-6-磷酸脱氢酶缺乏的患者应避免使用),重度患者使用环磷酰胺。可选择的免疫抑制药物包括:泼尼松、利妥昔单抗、利昔单抗、甲氨蝶呤、硫唑嘌呤、霉酚酸酯和依那西普。如果出现倒睫,应给予处理。此外,尽管手术可能触发更多的炎症反应,但仍需要手术来矫正明显的眼睑错位。眼睑边缘角化可用维

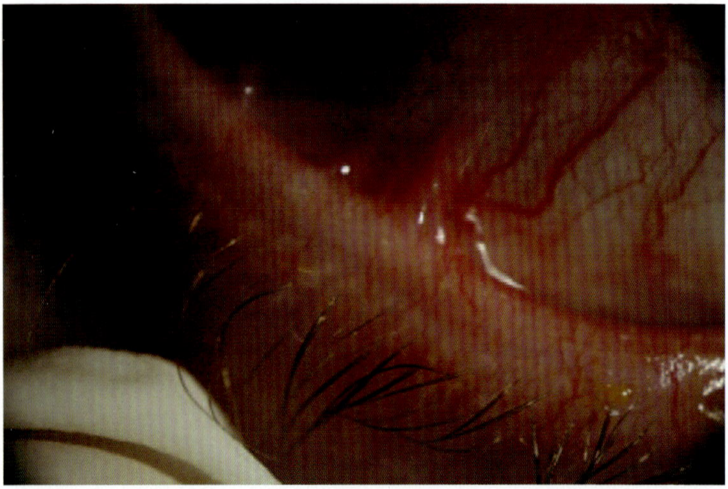

图 6-2 睑球粘连。睑结膜和球结膜之间的粘连导致穹隆丧失。

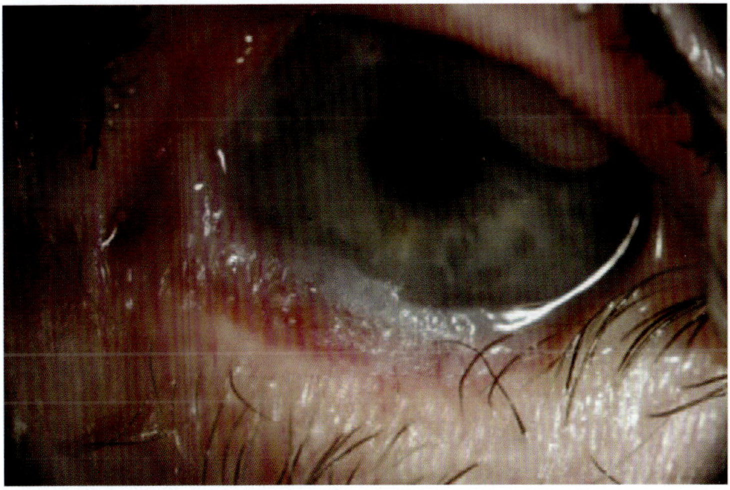

图 6-3　结膜角质化。晚期眼瘢痕性类天疱疮伴睑球粘连，已经角质化。

生素A 软膏治疗，或切除角质后联合羊膜移植或黏膜移植。睑缘炎应采用热敷、眼睑清洁护理和多西环素治疗。应积极处理干眼，以防止眼表损害，可以使用无防腐剂人工泪液和凝胶、局部 0.5%环孢素、立他司特滴眼液（lifitegrast，Shire 公司的 Xiidra）、低效局部类固醇激素、泪点阻塞和血清眼液联合治疗。微生物培养监测以评估眼表定植的菌群，采用适当的抗生素治疗对进一步控制炎症也很重要。

多形性红斑、Stevens-Johnson 综合征和中毒性表皮坏死松解症

药物或感染性疾病诱发的Ⅲ型超敏反应，可导致皮肤和黏膜上的囊泡性反应，以中毒性表皮坏死松解症为最严重形式。最常见的诱发药物包括磺胺类药物、抗惊厥药物、巴比妥

酸盐和别嘌呤醇。

体征和症状 皮疹(靶病灶)、发热、脱皮、黏膜水疱脱落、黏液脓性结膜炎、伪膜形成、巩膜外层炎、结膜和角膜坏死、眼表瘢痕、睑缘角化、倒睫、睑内翻、睑球粘连形成(图 6–4)。

检查 回顾分析全身用药以确定病因,如果怀疑感染则进行培养,如果对诊断有疑问则进行皮肤活检。

治疗 在急性期参照热烧伤进行治疗(或须在烧伤病房住院),停止使用诱发药物,治疗各种潜在的感染,采用全身补液、局部无防腐剂人工泪液/药膏、局部类固醇或局部 0.5% 环孢素进行支持性治疗,预防性外用抗生素,在整个眼表行羊膜覆盖,进一步处理晚期后遗症(如睑球粘连、眼睑错位和角膜缘干细胞疾病)。是否全身使用类固醇激素尚存争议。

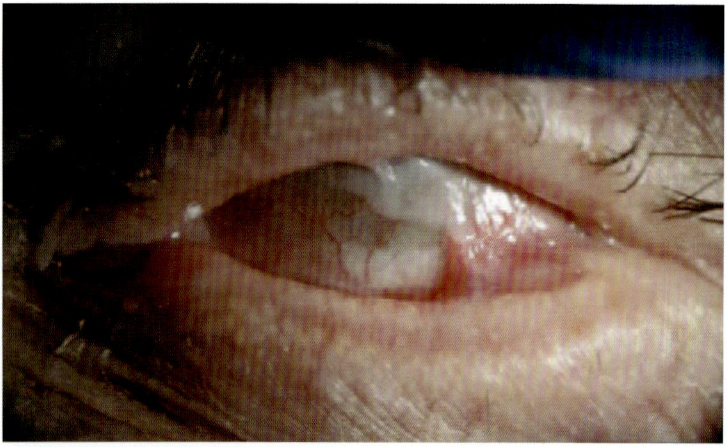

图 6–4 Stevens–Johnson 综合征。终末期瘢痕性结膜炎,表现为睑球粘连并角化,结膜穹隆闭锁,角膜新生血管化和角膜混浊。

上方角膜缘角结膜炎

双侧反复发生的炎症性病变，诱因是上眼睑作用到上方松动结膜的机械性损伤，常发生于有甲状腺功能障碍的中年女性。

体征和症状 异物感、眼红、烧灼感、上方球结膜的充血和增厚(图 6–5)、上方球结膜赘状外观、上睑结膜细小乳头、上方角膜缘肥厚、上部角膜丝状物。

检查 荧光素和玫瑰红染色(上部球结膜着色)和甲状腺功能检查。

治疗 人工泪液、泪点栓塞、局部肥大细胞稳定剂、大直径的绷带镜、烧灼或切除上方球结膜、0.5%硝酸银溶液(通过棉签作用 10~20 秒)、自体血清眼液、局部 0.5%环孢素、10%乙酰半胱氨酸(如果有丝状物)。很多病例也会自愈。

木样结膜炎

这种罕见的疾病是由 I 型纤溶酶原缺乏引起的，其特征是在上下眼睑形成木状膜性病变。

体征和症状 异物感、流泪、眼睑包块及覆盖上下睑结膜的厚纤维素伪膜(通常为双侧)(图 6–6)。

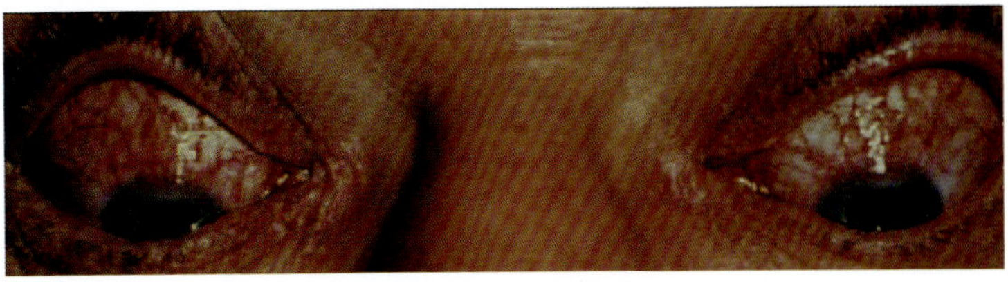

图 6–5 上方角膜缘角结膜炎。上方局部充血。翻开上睑可见睑结膜乳头。

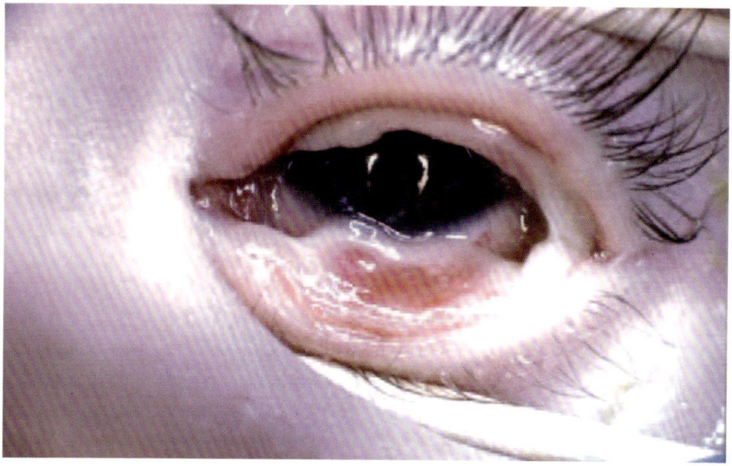

图 6–6 木样结膜炎。一层厚的木样纤维素膜沿着眼睑和睑缘生长。

检查 建议对纤溶酶原基因的突变进行基因检测。

治疗 手术切除纤维蛋白膜(不过通常会复发),辅助冷冻疗法,局部 0.5%环孢素,局部皮质类固醇,全身给予纤溶酶原,局部新鲜冷冻血浆,局部肝素,局部纤溶酶原(在美国不可用)。也可以在数月或数年后自愈。

角 膜

角膜基质炎

Ⅳ型超敏反应导致的角膜基质浸润。常见的病因包括单纯疱疹病毒、水痘带状疱疹病毒、先天性或后天梅毒、结核病、麻风病、莱姆病、EB 病毒和 Cogan 综合征(眩晕、听力丧失和角膜基质炎)。

体征和症状　疼痛、流泪、局部红肿、双侧受累、基质浸润(非化脓性)、角膜新生血管、虹膜睫状体炎、KP 和角膜水肿。既往发作的体征包括深部基质混浊/瘢痕和影子血管。

检查　须根据全身的体征和症状排查潜在的病因(上文列出的)。

治疗　原发病治疗，每 2~4 小时局部使用皮质类固醇(1%泼尼松或 0.1%地塞米松)。患者如果同时有睫状肌麻痹表现,应考虑转诊至内科医师或传染病专科医师评估潜在的原因。

Thygeson 浅层点状角膜炎

慢性复发性点状角膜病变,发病可能与病毒或免疫反应有关。

体征和症状　异物感、畏光、流泪、多发突起的点状灰白上皮病变,染色不着色,且无结膜表现(图 6–7)。

检查　裂隙灯检查辅以荧光素染色。

治疗　大多数情况下建议使用人工泪液;如果病情迁延或加重,可以使用低效局部类固醇激素,局部 0.5%或 2%环孢素,局部 0.02%他克莫司眼液,或戴绷带镜来保持舒适。

神经营养性角膜炎

角膜知觉减退有多种原因(表 6–1),最常见的是疱疹病毒性角膜炎、局部药物毒性、糖尿病神经病变或三叉神经损伤。后遗症包括持续性角膜上皮缺损、角膜新生血管和角膜混浊。

体征和症状　异物感、眼红、角膜感觉迟钝、持续性角膜

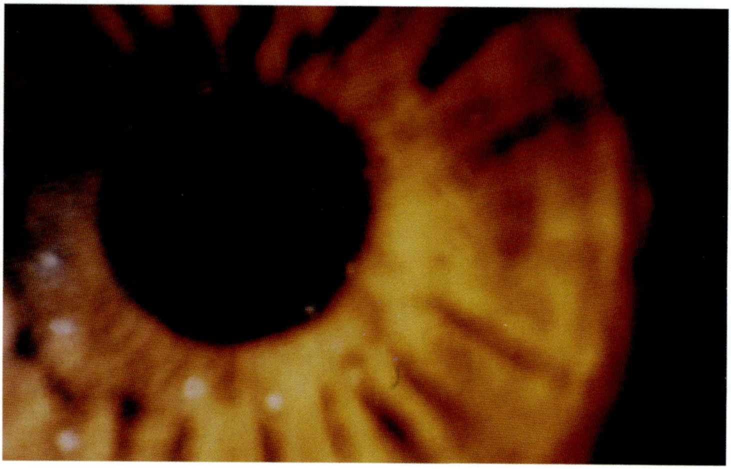

图 6-7 Thygeson 浅层点状角膜炎。可见多发灰白色上皮混浊

上皮缺损(常伴有卷边)及角膜溃疡(图 6-8)。

检查 表面麻醉前做角膜知觉测试,裂隙灯检查辅以荧光素染色。如怀疑有中枢神经系统损害,可考虑行神经影像学检查。

治疗 使用不含防腐剂的人工泪液/软膏进行眼部积极润滑、泪点栓塞、自体血清滴剂、角膜绷带镜和停用含防腐剂的局部药物。如果病情严重,可以考虑使用羊膜、睑裂缝合或结膜瓣遮盖手术。

泡性角结膜炎

对微生物抗原(最常见的是葡萄球菌和结核菌)的Ⅳ型超敏反应,导致角膜和结膜的炎性病变。

体征和症状 异物感、眼红、流泪,通常在角膜缘、结膜

表 6-1　持续性角膜上皮缺损的鉴别诊断

- 眼睑位置或功能异常
  - 眼睑松弛综合征
  - 下睑外翻或内翻
  - 眼睑闭合不全
  - 倒睫
- 干燥性角结膜炎
- 角膜缘干细胞缺乏
- 神经营养性角膜炎
  - 糖尿病
  - 单纯疱疹病毒
  - 神经损伤
- 眼部不规整
  - 带状角膜变性
  - 小凹
  - Salzmann 结节样角膜变性
- 局部药物毒性
- 外伤

或角膜位置出现邻近扩张血管的隆起小结节(图 6-9)。

检查　评估葡萄球菌性睑缘炎,排除结核病;如果怀疑感染可行微生物培养。

治疗　治疗潜在睑缘炎或感染,使用抗生素软膏,外用皮质类固醇 QID,口服多西环素或四环素。

金黄色葡萄球菌性边缘性角膜炎

近角膜缘部位的浸润,是对金黄色葡萄球菌的超敏反应(非感染性炎症)。

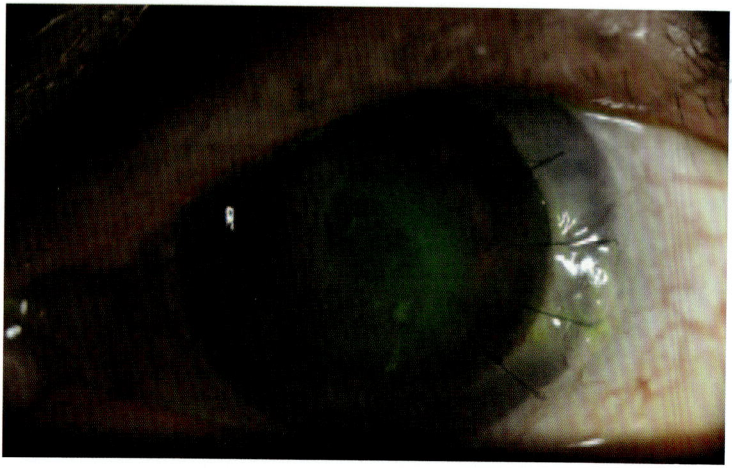

图 6–8　未愈合的角膜上皮缺损。荧光素染色显示带卷边的持续性神经营养性溃疡。

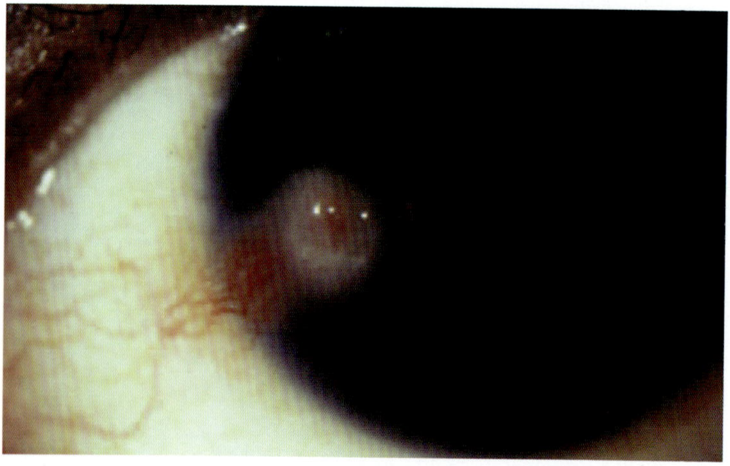

图 6–9　泡性角结膜炎。角膜上可见带血管的结节状病变。

体征和症状　疼痛、异物感、畏光、角膜缘内 1mm 的小圆形浸润,常位于 2、4、8、10 点位置(睑缘与角膜缘接触的位置),角膜缘与浸润间有透明的间隔,有反复发作史(图 6-10)。

检查　裂隙灯检查辅以荧光素染色(浸润可有不同程度的着色);如果怀疑感染或首次发作,可行微生物培养。

治疗　眼睑清洁护理(热敷和眼睑擦洗),使用抗生素滴剂或药膏。排除感染后,开始使用低剂量局部皮质类固醇或类固醇与抗生素的复方药物。如果反复发作,可联合口服多西环素或四环素。

蚕蚀性角膜溃疡

角膜周边的炎性溃疡,与全身性胶原血管疾病无关。在

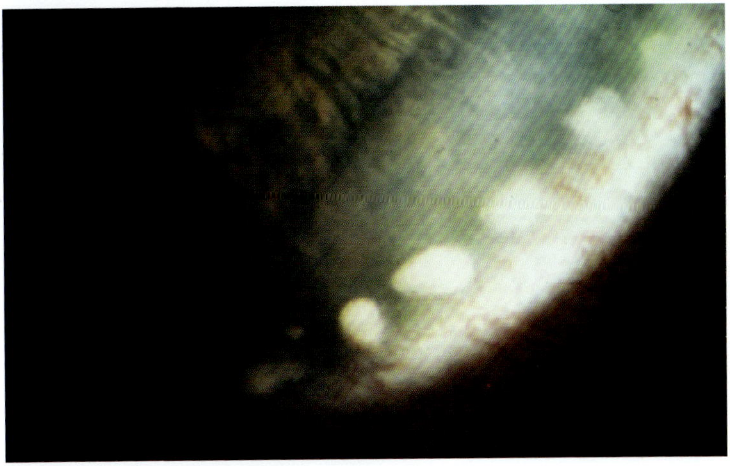

图 6–10　金黄色葡萄球菌性边缘性角膜炎。因对金黄色葡萄球菌的超敏反应,角膜缘出现多发浸润灶,间隔为透明区。

非洲存在一种更具侵袭性的分型，其发展迅速，并对治疗缺乏反应，可能与寄生虫感染有关。

体征和症状 严重疼痛、眼红、畏光，周边角膜浸润或融解，先向周边再向中心扩散，伴有进行性缘组织坏死（图6–11），无巩膜组织受累。

检查 裂隙灯检查以确定角膜基质变薄的程度，荧光素染色（通常存在上皮缺损），风湿科就诊以排除潜在的系统性自身免疫病（与周边溃疡性角膜炎相鉴别）。这是一种排除性诊断的疾病。

治疗 抗生素软膏、角膜绷带镜、羊膜、外用胶原酶抑制剂（1%甲羟孕酮，10%乙酰半胱氨酸）、局部2%环孢素、外用干扰素、睑裂缝合术、局部结膜切除术以减少炎症介质的作用。谨慎使用局部皮质类固醇。采用系统性免疫抑制可能是

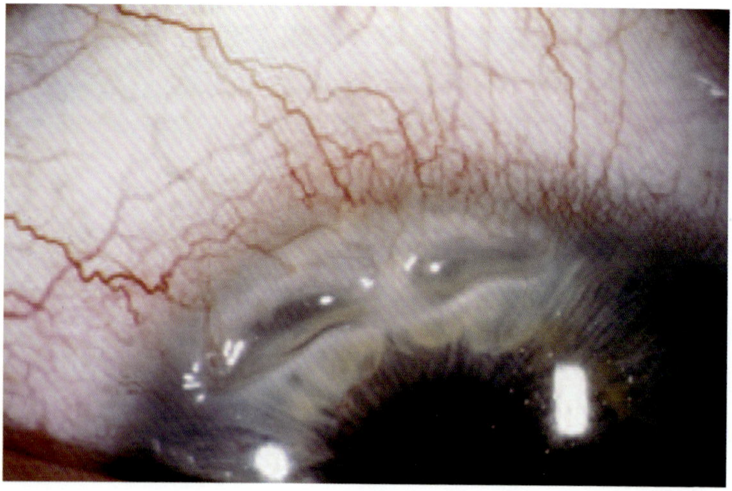

图6–11 蚕蚀性角膜溃疡。在角膜周边观察到的角膜融解并伴有结膜充血。

有益的(常用药物包括环磷酰胺、甲氨蝶呤和局部 0.5%环孢素)。

周边溃疡性角膜炎

发生在角膜周边的溃疡，患者有系统性自身免疫病病史，如类风湿关节炎、系统性红斑狼疮、结节性多动脉炎、韦格纳肉芽肿病和溃疡性结肠炎等。

体征和症状　疼痛、异物感、眼红，角膜周围浸润或融解(通常局限于某一部位)，可累及巩膜(图 6-12)。

检查　裂隙灯检查以确定角膜基质的变薄程度，荧光素染色(通常存在上皮缺损)，风湿科就诊以评估和治疗潜在的系统性自身免疫病。

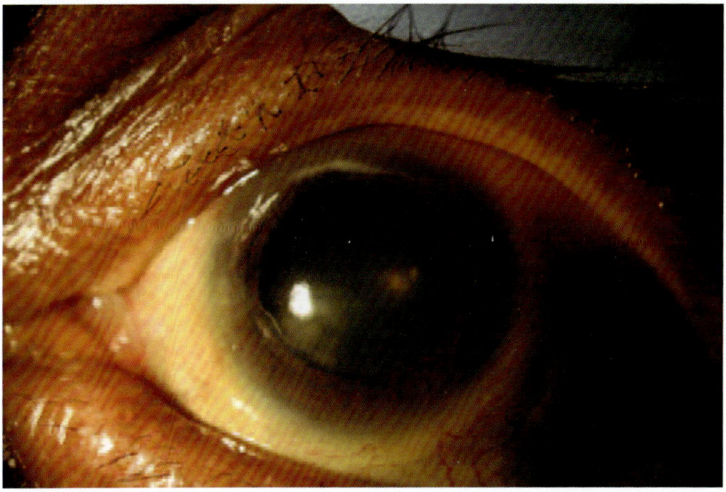

图 6-12　周边溃疡性角膜炎。角膜周边溃疡，与潜在的全身性自身免疫病有关。

治疗 采用系统性免疫抑制是主要的治疗手段(常用药物包括环磷酰胺、甲氨蝶呤和局部0.5%环孢素)和全身皮质类固醇桥接治疗。辅助的局部治疗包括无防腐剂人工泪液、抗生素软膏、角膜绷带镜、羊膜、胶原酶抑制剂(1%甲羟孕酮,10%乙酰半胱氨酸)、局部2%环孢素、睑裂缝合术、结膜局部切除以减少炎性介质的作用。局部类固醇皮质激素需慎用,以防诱发感染和角膜基质融解。

眼移植物抗宿主病

异体造血干细胞移植后的并发症,移植物细胞攻击宿主细胞。

体征和症状 异物感、刺激、眼红、干燥性角膜结膜炎(图6-13)、球结膜水肿、结膜瘢痕化、角膜缘干细胞缺乏和继

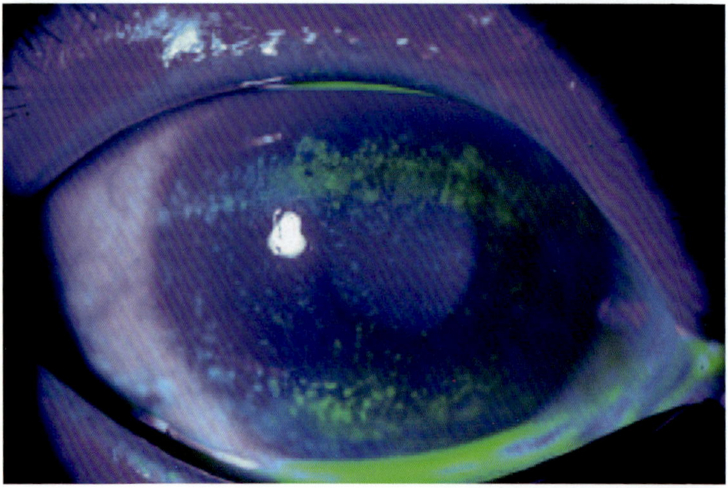

图6-13 干燥性角膜结膜炎。荧光素染色显示几乎融合的上皮糜烂。

发角膜瘢痕化。

检查　丽丝胺绿或荧光素染色，Schirmer 试验或泪液成分测定。

治疗　进行积极的眼表润滑，包括使用不含防腐剂的人工泪液/软膏、泪点栓塞、局部 0.5%环孢素、自体血清眼液、羊膜和巩膜镜。如果局部药物不能控制眼部病情，可联合全身治疗。

其他眼表炎症性疾病

巩膜外层炎

巩膜外层炎通常是特发性的，但也可能与全身炎症性疾病相关(胶原血管病、酒渣鼻、痛风、甲状腺功能障碍)。巩膜外层炎可以是单纯性的(局限性的或弥漫性的)或结节性的(伴有轻度压痛、可推动的结节)。

体征和症状　可能出现眼红、轻度酸痛或表层巩膜上充血。

检查　应用 2.5%去氧肾上腺素（15 分钟后会产生巩膜表层血管变白，但巩膜深层血管不受累)，用棉签头移动表层巩膜来判断炎症程度。如果多次复发，应考虑检查潜在的全身炎症性疾病。

治疗　一般是自限性的。人工泪液、局部或全身使用非甾体抗炎药(NSAID)来缓解症状，如果病情严重或对治疗无反应，可局部短期使用低效的类固醇皮质激素。

巩膜炎

免疫介导的巩膜炎症性病变，与潜在的全身性炎症疾病相关，最常见的是类风湿性关节炎。

非坏死型：弥漫性或结节性

体征和症状 眼部钻痛，巩膜紫红色充血，不能用去氧肾上腺素使之变白，有压痛的单发固定性巩膜结节，局灶的巩膜充血和水肿（图 6–14）。

检查 针对自身免疫性疾病、某些感染性疾病（结核病、麻风病、梅毒、莱姆病、巴尔通体和带状疱疹）和痛风进行全身检查。

治疗 全身应用非甾体抗炎药（布洛芬 800mg PO TID 或萘普生 500mg PO BID，吲哚美辛 25mg PO TID），局部应用高效类固醇皮质激素，或结膜下注射皮质类固醇。如果对治疗无反应，可考虑全身皮质类固醇或免疫抑制治疗。

坏死型：有或没有炎症（穿孔性巩膜软化症）。

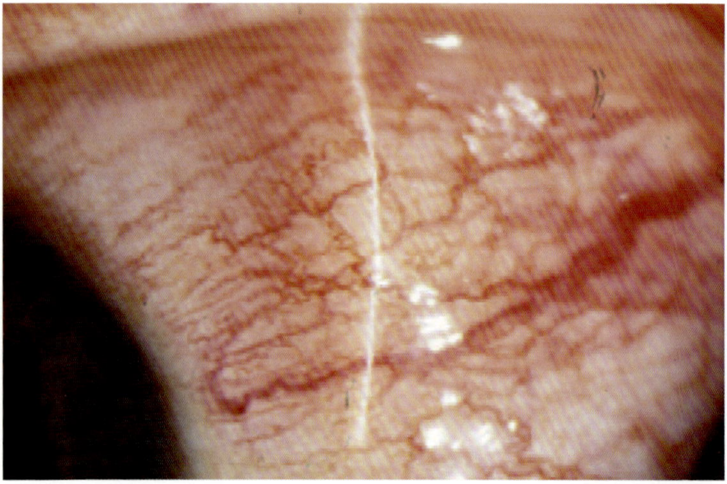

图 6–14 巩膜炎。巩膜充血伴隆起的结节，去氧肾上腺素未使其变白。

体征和症状　深度疼痛，但穿孔性巩膜软化症患者可无症状，巩膜呈蓝色、变薄，葡萄膜组织暴露，轻微外伤便可致眼球破裂。

检查　与非坏死型巩膜炎相同。

治疗　全身应用免疫抑制和皮质类固醇桥接治疗。近穿孔患者采用异体巩膜片移植。避免眼周注射皮质类固醇，以防加剧巩膜变薄。

参考文献

1. Shikari H, Antin JH, Dana R. Ocular graft-versus-host disease: a review. *Surv Ophthalmol.* 2013;58(3):233-251.
2. O'Brien T. Allergic conjunctivitis: an update on diagnosis and management. *Curr Opin Allergy Clin Immunol.* 2013;13(5):543-549. doi:10.1097/ACI.0b013e328364ec3a.
3. Queisi MM, Zein M, Lamba N, Meese H, Foster CS. Update on ocular cicatricial pemphigoid and emerging treatments. *Surv Ophthalmol.* 2016;61(3):314-317. doi:10.1016/j.survophthal.2015.12.007.
4. Mannis MJ, Holland EJ, eds. *Cornea.* 4th ed. Edinburgh, Scotland: Elsevier Inc; 2016.
5. Weisenthal RW. *2013-2014 Basic and Clinical Science Course Section 8: External Disease and Cornea.* San Francisco, CA: American Academy of Ophthalmology; 2014.
6. Gerstenblith AT, Rabinowitz MP, eds. *The Wills Eye Manual: Office and Emergency Room Diagnosis and Treatment of Eye Disease.* Philadelphia, PA: Lippincott Williams & Wilkins; 2012.

第 7 章

肿　瘤

上皮性肿瘤

结膜鳞状上皮乳头状瘤

膜的肉质样病变，特征为中央核心血管被许多毛细血管包围，表面覆盖半透明的鳞状上皮。可有蒂或无蒂(扁平状)(图 7–1)。

体征和症状　无症状或可能的眼表刺激症状。鳞状上皮乳头状瘤很少发生恶变，但如有睑结膜受累、炎症或睑球粘连则提示异型增生。群集性病灶提示人类乳头瘤病毒(HPV)感染的可能，典型的亚型为 6、11、16、18 或 33。

检查　裂隙灯检查，手术切除的组织行病理学检查(通常显示为棘皮、非角化的鳞状上皮)。聚合酶链反应(PCR)可以确认 HPV 的亚型是否与病变相关。

治疗　可以进行瘤体单纯切除联合病灶基底和邻近结

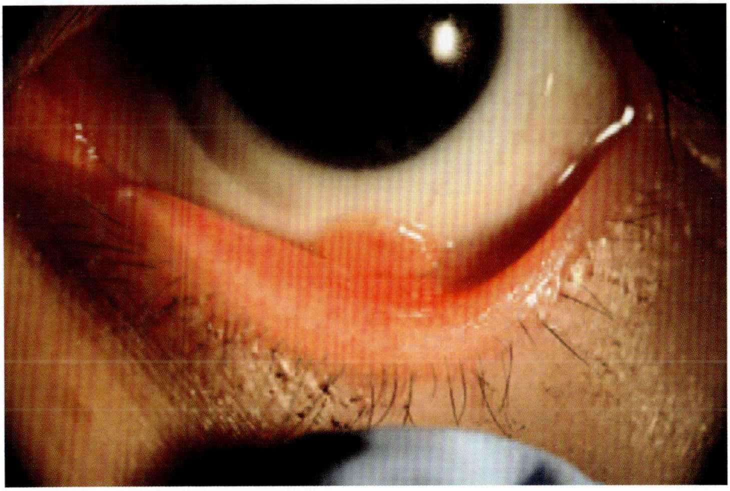

图 7-1　结膜鳞状上皮乳头状瘤。下穹隆结膜可见肉质样病变，中央核心血管被毛细血管包围，表面覆盖半透明上皮。

膜部的冷冻治疗，但常见术后复发和手术播散。应用辅助药物治疗可提高治疗成功率，包括病灶内注射和局部干扰素 α-2b 点眼、局部丝裂霉素 C 和口服西咪替丁。

遗传性良性上皮内角化不良

该病也被称为 HBID，这种常染色体显性遗传病影响着历史上位于美国北卡罗来纳州哈利法克斯和华盛顿县的美国原住民 Haliwa-Saponi 部落。HBID 与 4q35 位点的基因复制相关。

体征和症状　患者通常在 10 岁前开始出现结膜病变。病变的特征是角质化，表现为沿角膜缘和周边结膜的充血和隆起（图 7-2）。患者有眼红、畏光和异物感。斑块样病变延伸到角膜表面可导致视力下降。

检查 对有相关病史的患者进行裂隙灯检查通常足以诊断这类病变。组织病理学检查显示棘层增生肥厚、角化不全和角化障碍伴有慢性炎细胞浸润

治疗 可以对病灶行单纯切除,但常有复发。局部润滑剂和类固醇激素应用可用以控制其症状,但不会使病变消退。

眼表鳞状上皮瘤

眼表鳞状瘤变(OSSN)为角膜和(或)结膜的鳞状上皮上发育不良。OSSN 是一个涵盖结膜/角膜上皮内瘤变和浸润性鳞状细胞癌(SCC)的统称。

结膜上皮内瘤变 结膜上皮内瘤变(CIN)是一种不侵犯

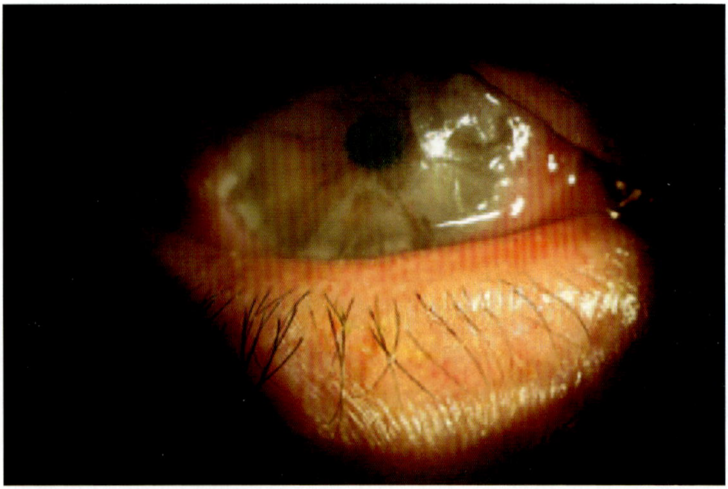

图 7–2 HBID。角化的斑块覆盖在角膜和结膜表面。

上皮基底膜的结膜鳞状上皮异常增生性病变。

体征和症状　通常无症状和偶然因影响外观时而就诊被发现。与良性的鳞状细胞乳头状瘤的点状血管不同，CIN 的血管类型为细小的发夹样分支血管。病变本身通常呈凝胶状，并缓慢进展。角膜受累表现为霜样上皮和（或）血管翳（图 7-3）。

检查　裂隙灯检查。荧光素或玫瑰红的点状着色提示异型增生的可能性。患者仍需要活检才可以确诊。组织病理学显示未侵袭基底膜的结膜上皮异型增生（表现为核质比高、组织紊乱和上皮细胞有丝分裂相增多）。高分辨率前段光学相干断层扫描（OCT）显示增厚的、高反射的上皮细胞，正常上皮细胞和异常上皮细胞分界明显。共聚焦显微镜也可用于帮助诊断。

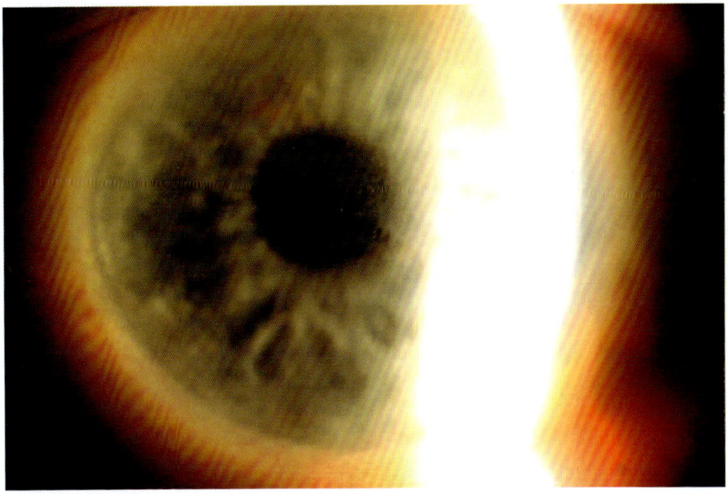

图 7-3　角膜上皮内瘤变。患者角膜上皮的扇形霜样病变。

治疗　根据大小和位置的不同，病变可以通过药物治疗、手术治疗或药物与手术联合治疗。局部化疗药物包括5-FU、干扰素α-2b和丝裂霉素C。也可以局部注射干扰素α-2b，特别是对于可能不适合手术治疗的上穹隆病变。新发病变也可以使用"无接触技术(no-touch)"切除，切除范围超过2mm并暴露巩膜面，结膜游离缘冷冻治疗。同时清创受累的角膜，常采用乙醇浸泡法清除角膜上皮。30%~50%的病例会出现复发病灶，且往往具有更大的侵袭性，因此需要更积极的治疗。复发性病变的经典治疗方法为加或不加丝裂霉素C的广泛切除联合积极冷冻疗法。广泛的角膜缘切除可能会增加角膜缘干细胞缺乏的风险，后期或需行自体角膜缘移植进行治疗。

侵袭性鳞状细胞癌　侵袭性鳞状细胞癌(SCC)指的是异常增生的上皮细胞穿透了上皮细胞基底膜。CIN被认为是鳞状细胞癌病变的癌前病变。

体征和症状　鳞状细胞癌病变通常按外观分为胶质样、白斑样或乳头状，但这些亚型之间存在显著重叠。鳞状细胞癌的侵袭表现为黏附在下方的表层巩膜上和(或)巩膜上，并伴有滋养血管。角膜受累区常表现为霜样外观或纤维血管翳(图7-4)。

检查　裂隙灯检查以确定相关病变。深部组织黏附和滋养血管的存在提示恶性肿瘤的可能。角膜受累区域上皮可用荧光素和玫瑰红染色鉴别。组织病理学检查显示异常增生的细胞透过上皮细胞基底膜。侵袭通常局限于病变的结膜部分，因为角膜前弹力层似乎可阻止病变穿透角膜基质内。如上文对CIN的描述，高分辨率的前段OCT可用于诊断。共聚焦显微镜可以显示鳞状细胞癌病变细胞形态的改变。使用超

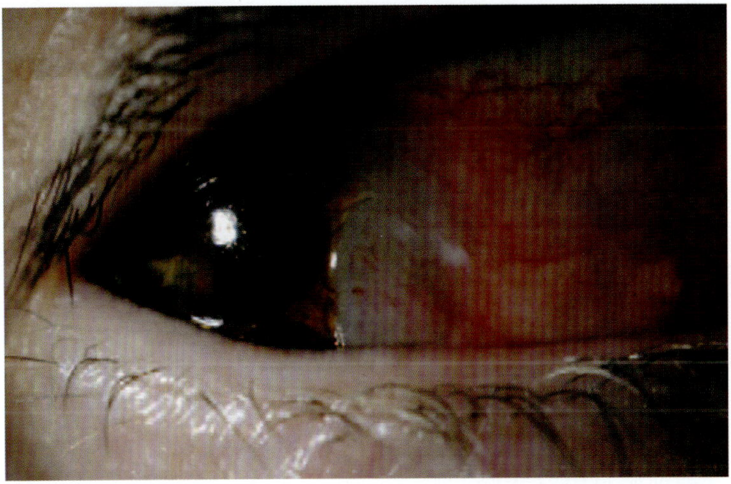

图 7-4 侵袭性鳞状细胞癌。可见一个大的累及角膜和结膜的胶质样病变，有数条滋养血管。

声生物显微镜(UBM)可以评估眼部侵犯的深度。

治疗 对于鳞状细胞癌，应采用“无接触技术(no-touch technique)”行局部广泛切除术，切缘超过病灶 2~4mm，并对切缘和角膜缘进行双重冻融冷冻治疗。如果巩膜明显受累，则需要行板层巩膜切除。角膜受累部分需行角膜上皮清除，但需特别注意避免穿透前弹力层，因为前弹力层具有屏障的特性。化疗药物常被用作辅助治疗，包括外用干扰素 α-2b、丝裂霉素 C 和 5-FU。辅助化疗可以将切除后的复发率从 40% 降低到 10%。广泛的局部侵袭可能需要行眼球摘除。局部和全身转移很少见，死亡率为 0~8%。

黏液表皮样癌

黏液表皮样癌(MEC)是一种高度侵袭性的鳞状细胞癌，

可侵入眼球内和眶内。

体征和症状 外观与典型的鳞状细胞癌相似，但 MEC 可能起源于肉瘤。在诊断时通常是局部侵袭的。

检查 裂隙灯检查以确定相关病变。受累角膜上皮区可以用荧光素和玫瑰红染色确定。组织病理学检查显示异常增生细胞穿透上皮基底膜并伴有产生黏蛋白的杯状细胞。共聚焦显微镜可以显示 MEC 病变细胞形态的改变。可用 UBM 评估眼部侵犯的深度。

治疗 MEC 通常采用广泛的局部切除和积极的冷冻疗法。由于局部淋巴结转移率高，如果出现眼内扩散可能需要眼球摘除。如果眼眶播散通常需要清除眶内容物并联合或不联合前哨淋巴结活检。

腺 瘤

皮脂腺细胞癌

该病通常起源于睑板腺或 Zeis 腺，以上皮内播散(pagetoid spread，佩吉特样扩散)的方式扩散到眼表。有证据表明皮脂腺细胞癌也可能起源于睑结膜(图 7-5)。

体征和症状 结膜皮脂腺细胞癌常表现为单侧睑结膜炎。它的特征是单侧眼红和血管翳，并可能伴有眼缘增厚和睫毛脱落(秃睫)。

检查 结膜皮脂腺细胞癌的裂隙灯下表现多样，与睑缘炎、睑板腺囊肿或上方角膜缘角结膜炎等的多种眼病类似，因此常被误诊。单侧发病累及眼睑，但对常规治疗无效的患者，应高度怀疑皮脂腺细胞癌。活检是确诊的必要手段。组织

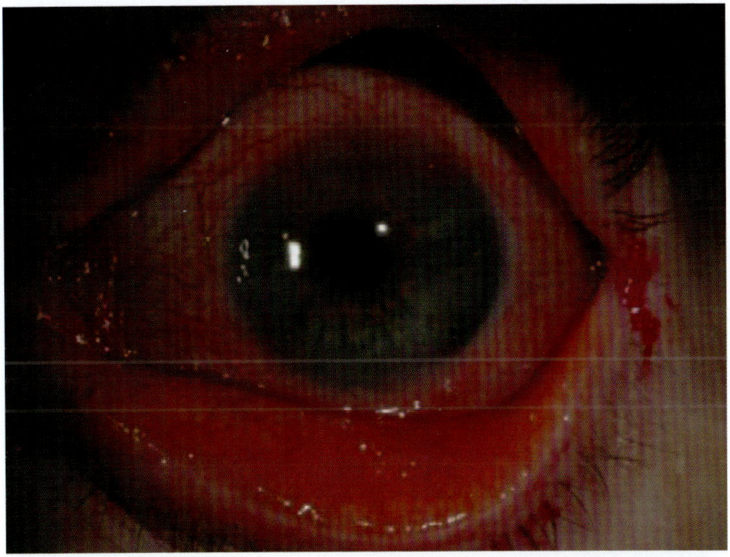

图 7–5　皮脂腺细胞癌。外眼照片显示皮脂腺细胞病变累及下睑结膜。

病理学检查显示，表层上皮细胞间变，但深层上皮细胞正常（这与鳞状细胞癌不同，鳞状细胞癌中典型的不典型增生在深层和浅层都有）。

治疗　如果已确诊为皮脂腺细胞癌，地图式活检是必要的，以确定病变累及的范围。如果累及 50%以上的眼表，应行眶内容剜除术。如病变较局限，可以通过广泛的局部切除和积极的冷冻切缘来治疗。前哨淋巴结活检可有助于分期。

神经外胚叶肿瘤

良性获得性黑变病

单侧或双侧结膜色素沉着增多，通常是由于遗传、毒性或代谢等因素引起。从病名可以看出，这种黑变病并不会增加患黑色素瘤的风险。

体征和症状 双侧色素沉着增加，通常见于深色皮肤的个体，随年龄的增长而增多（图 7–6）。它也可能见于代谢紊乱或接触有毒物质的患者。

检查 为了确定诊断，需行连续性裂隙灯检查随访。考

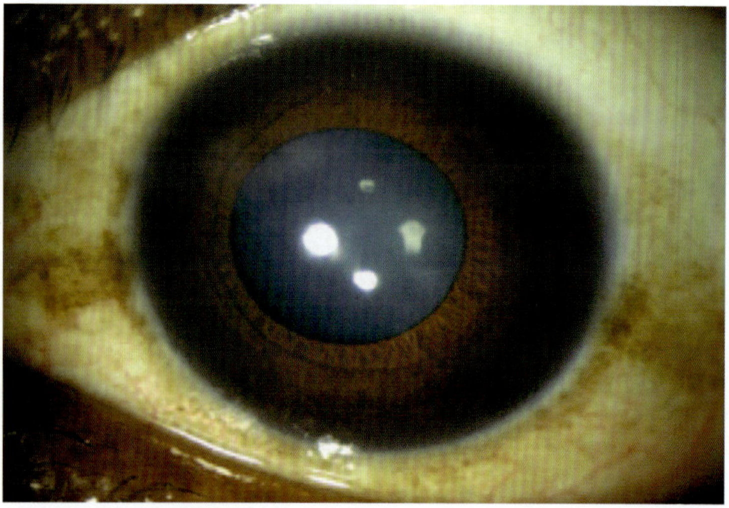

图 7–6 良性获得性黑变病。裂隙灯照片示良性结膜色素沉着，随年龄增长而增多。

虑到有潜在肿瘤的色素性病变可能需要活检来确诊。行裂隙灯拍照，可作为以后随访的参照。

治疗　良性疾病，无须治疗。

眼部黑素细胞增生症

该疾病也被称为上皮下先天性黑变病，是一种先天性的涉及巩膜、表层巩膜及葡萄膜内黑素细胞数量增加的疾病。

体征和症状　通常出生即出现，表现为单侧巩膜/巩膜表层色素沉着和同侧虹膜色素沉着(导致虹膜异色症)。合并同侧面部皮肤真皮黑变病的眼部黑素细胞增生症称为眼真皮黑素细胞增生症(或太田痣)，最常见于亚裔或非洲裔患者。

检查　外眼和裂隙灯检查通常是足够的。

治疗　无须治疗。有眼部黑素细胞增生症的患者发生葡萄膜黑色素瘤的风险略有增加，但没有预防性的干预治疗手段。

雀斑

雀斑是一种结膜上皮的色素病变，没有恶变潜能。

体征和症状　雀斑通常出现在出生时或儿童时期。其特征是尽管黑素细胞密度正常，但由于基底上皮内黑色素分泌过多而引起的结膜局部色素沉着。在青春期，这些病灶可能会增加色素沉着，并可能更容易被注意到。

检查　裂隙灯检查通常是足够的。行裂隙灯拍照，可以作为以后的随访参照。

治疗　这种良性病变无须治疗。有时也会因改善外观而进行切除。

痣

一种良性非癌变的痣细胞集合，按其位置分为交界痣、皮内痣或混合痣。

体征和症状 痣表现为局灶的色素沉着，可以是扁平的(交界痣)或隆起的(皮内或混合痣)。在青春期或孕期，可发生色素沉着增加或病灶增大，使其更容易被发现(图 7-7A)。痣也可能表现为缺乏色素(图 7-7B)。

检查 裂隙灯检查。组织病理学检查可显示痣内上皮性包涵体，伴有囊性腔隙。色素沉着从无色素到重度色素沉着。

治疗 通常应进行长期随访，拍照片建立基线外观。由于黑色素瘤可由已存在的痣转变而成，应对恶变的特征(厚度增加、滋养血管、色素沉着变化、边界不规则)进行监测，如有进展则需要完全切除和组织病理学评估。

原发性获得性黑变病

原发性获得性黑变病(PAM)是一种结膜的色素性黑素细胞病变，有潜在的恶变倾向。

体征和症状 在 40~60 岁发病，PAM 的典型表现是结膜上皮的斑点状扁平色素沉着(多位于颞部或下方球结膜)。PAM 可伴或不伴异型性，只有在组织病理学上才能区分(图 7-8)。只有伴异型性的 PAM 有恶变潜能。恶变的危险因素包括病变厚度增加和数个钟点位的大面积病变。多达 1/3 的 PAM 病变会进展为黑色素瘤，这表明需要仔细的组织病理学评估来进行风险分级。

检查 裂隙灯检查可以识别 PAM 病变的存在，但不能判断其累及范围。使用紫外光或共聚焦显微镜可以更好地识

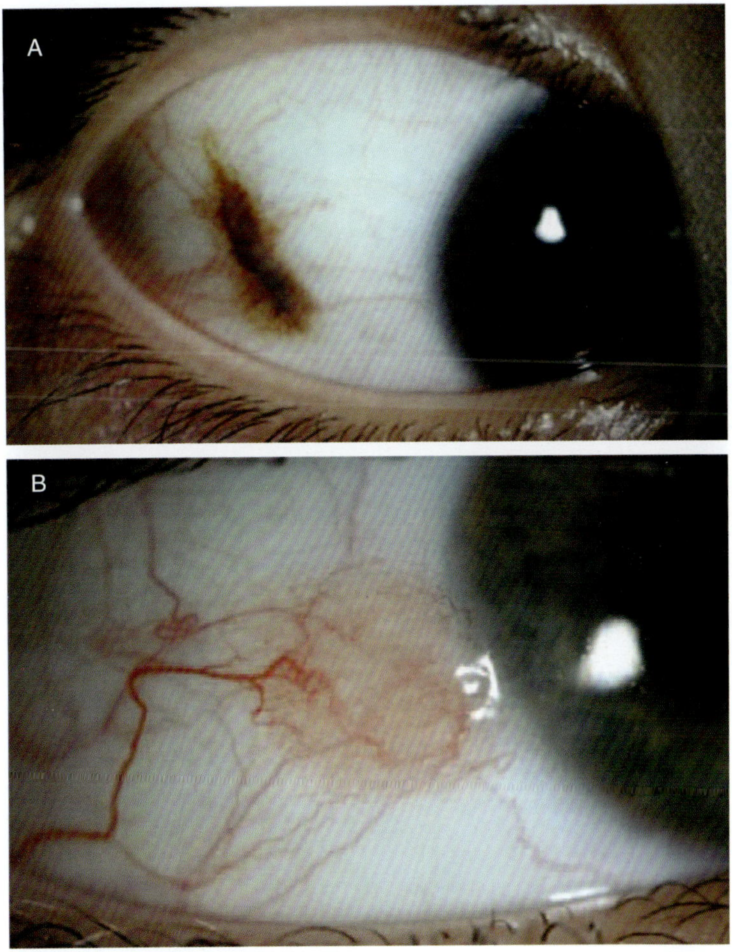

图 7–7　痣。(A)隆起的有色素沉着的痣。(B)扁平的无色素沉着的痣。

别病变累及结膜组织的范围。组织病理学检查可以显示不同病灶的特征。黑素细胞可能有不同程度的异型性和形态学表

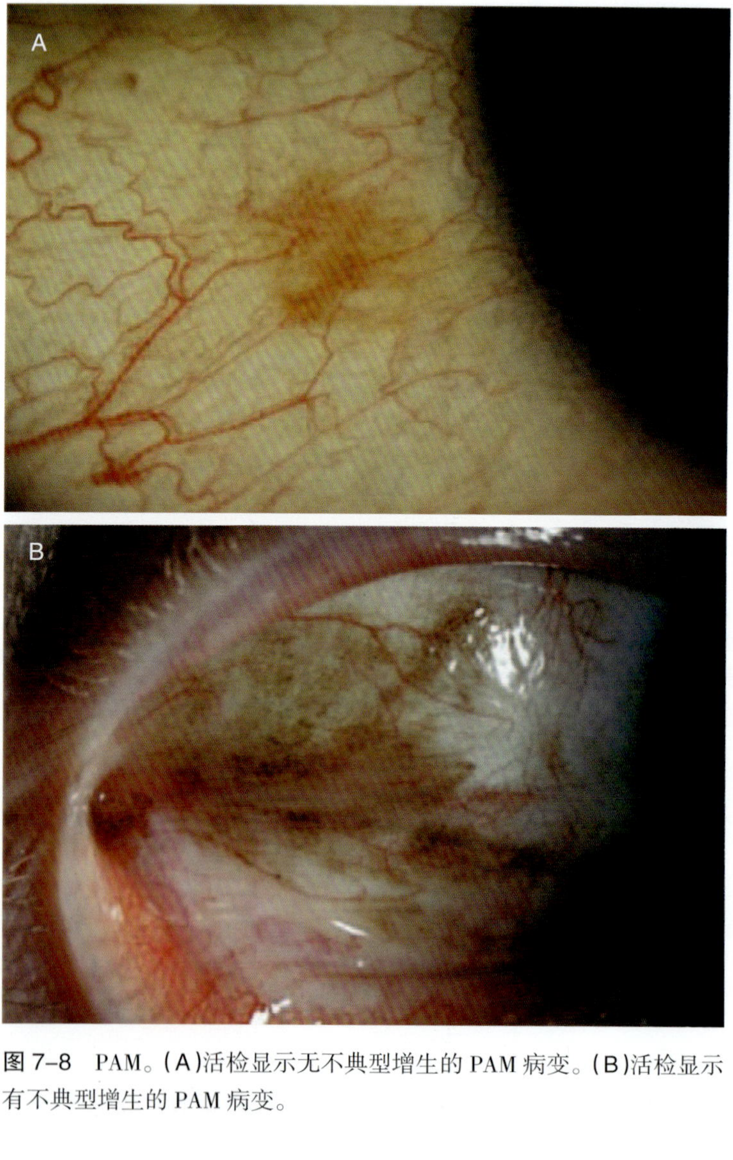

图 7–8　PAM。(A)活检显示无不典型增生的 PAM 病变。(B)活检显示有不典型增生的 PAM 病变。

现。上皮细胞受累和侵袭模式可作为判断预后的重要因素。90%的佩吉特样扩散(pagetoid spread，上皮内无表面组织隆起的横向扩散)将进展为黑色素瘤。

治疗　与 PAM 有关的病变需要活检来确认诊断。活检可以使用切开、切除或地图式活检。是否对切缘进行冷冻疗法取决于临床表现的可疑程度。对于中重度不典型增生病变，可以考虑局部使用丝裂霉素 C 或干扰素 α-2b。

结膜黑色素瘤

眼表黑素细胞的恶性病变，可由 PAM、痣或新生物引起。

体征和症状　结膜黑色素瘤通常出现在白种成年人中，在儿童和深色人种中极为罕见。在 2/3 的病例中，黑色素瘤起源于 PAM，提示对 PAM 病变进行活检和组织病理学检查的重要性。如果结膜病变的厚度增加和数个钟点位的范围增大，应考虑黑色素瘤的可能(图 7-9)。虽然眼表黑色素瘤通常是有色素沉着的，但也可能是无色素的，因此在临床上需要有高度的警惕性才能及时做出诊断。

检查　裂隙灯检查可观察到结节状、弥漫色素性或无色素的病变，常与 PAM 或痣相混淆。组织病理学检查显示非典型性增生的黑素细胞(具有明显核仁的大细胞，核质比高，常见有丝分裂象)侵入上皮下组织。无色素的病变可能需要免疫组化染色，如 HMB-45 (human melanoma black-45)、MELAN-A 或 S-100，以确认黑素细胞起源。

治疗　怀疑结膜黑色素瘤者须行病变的广泛切除(至少超过病灶边缘 4mm)，使用干燥的“无接触技术(no-touch)”并对结膜切缘进行冷冻治疗。“无接触”指的是只操作被认为是正常的结膜，而不触碰病变本身，以避免理论上的肿瘤播散

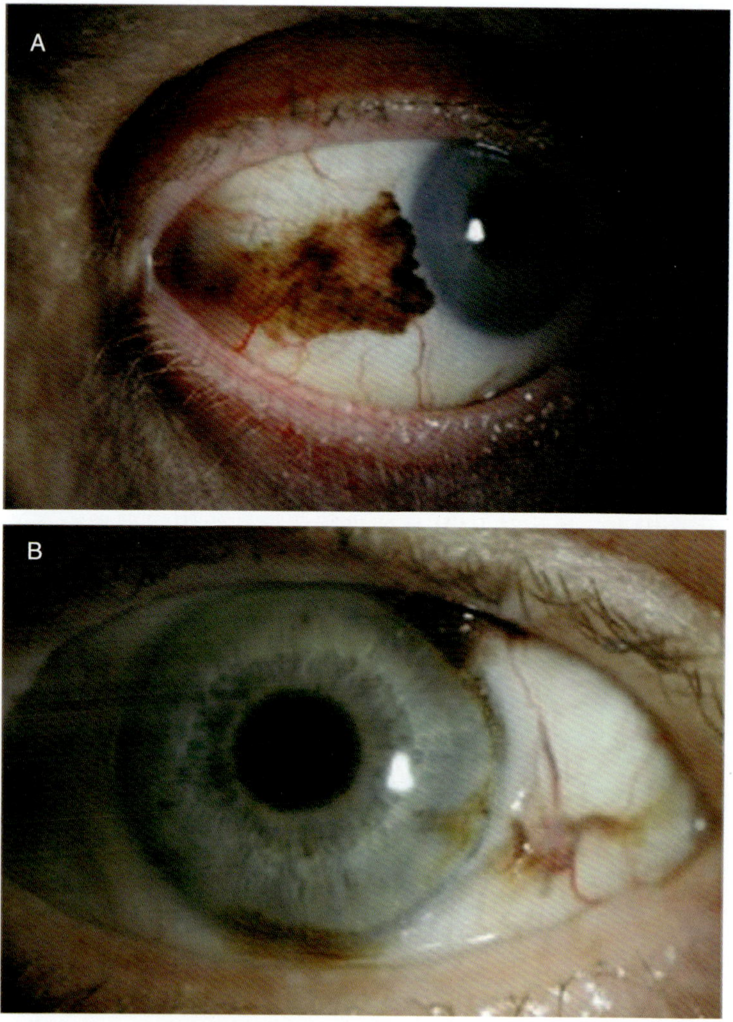

图 7–9　结膜黑色素瘤。(A)表现为弥漫性色素沉着的结膜黑色素瘤。(B)多灶结节型结膜黑色素瘤。

风险。应在不破坏前弹力层的情况下,行乙醇浸泡法清创去除受累的角膜上皮。怀疑巩膜受累者可行板层巩膜切除术。如果复发应通过再次手术进行治疗。前哨淋巴结活检或有助于无远处转移患者的微转移分期,但尚不确定这种方法的效用。可能发生眼内或眶内侵袭者,或需分别行眼球摘除或眶内容物剜除术。

血管和间质组织肿瘤

毛细血管瘤

结膜的小叶血管病变。

体征和症状　结膜毛细血管瘤可发生于任何年龄的患者,表现为发红、隆起的病变,可突出于眼表。

检查　裂隙灯检查通常足以识别这种病变。与化脓性肉芽肿不同的是,病变表面有完整的上皮和规则的小叶结构。

治疗　有症状的结膜毛细血管瘤可通过切除或冷冻进行治疗。

化脓性肉芽肿

化脓性肉芽肿为肉芽组织和血管内皮细胞的增殖。但与化脓性肉芽肿的命名相反,它不涉及肉芽肿性炎症及感染。

体征和症状　通常是对外伤、手术或炎性病变的反应。病灶生长迅速、有蒂,易出血。

检查　裂隙灯检查就可以诊断,也可以通过切除活检来确认诊断。组织病理学检查显示不成熟的毛细血管、黏液样间质及表面无上皮。

治疗 化脓性肉芽肿可通过类固醇激素局部点眼或病灶内注射治疗,也可行病灶切除和烧灼治疗。对周围结膜进行一期封闭有助于防止复发。

卡波西肉瘤

卡波西肉瘤(Kaposi 肉瘤)是 HIV 患者最常见的肿瘤,是由人类疱疹病毒 8 引起的。20%的患者结膜受累。

体征和症状 病变常呈结节状或弥漫性,常累及下穹隆。

检查 裂隙灯检查和既往病史通常足以诊断该病。对可疑患者进行活组织检查可以帮助确诊。

治疗 观察。抗反转录病毒药物治疗可改善免疫状态,有助于疾病控制。局部放疗和冷冻疗法也有助于控制疾病。

淋巴和淋巴细胞肿瘤

淋巴管瘤

淋巴管瘤为淋巴管成分的增殖聚集,与毛细血管瘤类似。

体征和症状 通常在出生时出现,可表现为缓慢生长。患者可发现眼结膜上水肿的囊泡,在上呼吸道感染等全身疾病时伴发病灶的生长。如生长迅速,可导致病灶内出血,并使病灶呈现典型的"巧克力囊肿"样外观。

检查 裂隙灯检查多可确诊。在某些情况下,需要切除进行活检,与结膜毛细血管瘤相鉴别。

治疗 有症状的病灶通常采用单纯切除来处理,复发率较低。

淋巴样增生和淋巴瘤

两者在临床检查中基本上无法区分，均来自结膜组织中淋巴细胞的聚集。两种情况的患者都可能进展为全身性淋巴瘤。

体征和症状　该病通常出现于 40 岁以后（免疫抑制状态下发病年龄提前），伴鲑鱼肉色、肉质样、易动、有血管的结膜病变(图7–10)。在被确诊时，通常未出现全身性淋巴瘤。

检查　裂隙灯检查通常是充分的，但不能区分淋巴样增生和淋巴瘤。组织病理学检查是必要的，因为受累细胞的形态学特征有助于判断预后。淋巴样肿瘤通常分为小细胞、中

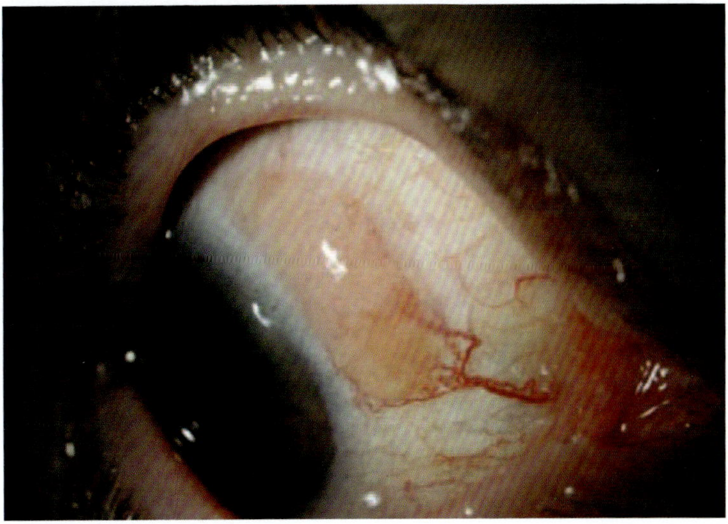

图 7–10　结膜淋巴瘤。裂隙灯照片显示为鲑鱼肉色、肉质样、带血管的结膜淋巴瘤。

细胞和大细胞病变。小细胞病变分化良好,伴成熟、单调的淋巴细胞。大细胞病变包含分裂细胞核的间变性细胞。大细胞病变比小细胞和中细胞病变更可能与眼外疾病相关。也可以进行免疫组化,它可以区分多克隆淋巴样增生(约占病变的1/4)、单克隆B细胞淋巴瘤(约占病变的3/4)和其他更罕见的淋巴样病变。T细胞淋巴瘤和霍奇金淋巴瘤在结膜中比较少见。多克隆淋巴样增生和单克隆B细胞淋巴瘤之间的区别并没有被证明有助于确定个体患者的预后。较大的病灶和在穹隆或中部球结膜的病灶是进展为全身性淋巴瘤的危险因素。

治疗 活检确诊为淋巴样病变的患者需要行系统性疾病的评估,包括淋巴结触诊、全身CT扫描、骨髓活检、广泛的血清学检测、骨扫描和肝脾扫描。局限于结膜的病变可采用放射治疗。冷冻疗法可能用于小的、可触及的病变。也可以考虑病灶内注射干扰素α-2b。系统性疾病的患者需要请内科肿瘤医师进行治疗。所有经活检证实为淋巴样病变的患者都需要定期随访,因为系统性疾病可能在多年以后出现。

参考文献

1. Hawkins AS, Yu J, Hamming NA, Rubenstein JB. Treatment of recurrent conjunctival papillomatosis with mitomycin C. *Am J Ophthalmol.* 1999;128(5):638-640.
2. Schechter BA, Rand WJ, Velazquez GE, Williams WD, Starasoler L. Treatment of conjunctival papillomata with topical interferon Alfa-2b. *Am J Ophthalmol.* 2002;134(2):268-270. doi:10.1016/S000-9394(02)01514-3.
3. Reed JW, Cashwell F, Klintworth GK. Corneal manifestations of hereditary benign intraepithelial dyskeratosis. *Arch Ophthalmol.* 1979;97(2):297-300.
4. Yanoff M. Hereditary benign intraepithelial dyskeratosis. *Arch Ophthalmol.* 1968;79(3):291-293.
5. Erie JC, Campbell RJ, Liesegang TJ. Conjunctival and corneal intraepithelial and invasive neoplasia. *Ophthalmology.* 1986;93(2):176-183. doi:10.1016/S0161-6420(86)33764-3.

6. Waring GO 3rd, Roth AM, Ekins MB. Clinical and pathologic description of 17 cases of corneal intraepithelial neoplasia. *Am J Ophthalmol.* 1984;97(5):547-559.
7. Frucht-Pery J, Rozenman Y. Mitomycin C therapy for corneal intraepithelial neoplasia. *Am J Ophthalmol.* 1994;117(2):164-168.
8. Odrich MG, Jakobiec FA, Lancaster WD, et al. A spectrum of bilateral squamous conjunctival tumors associated with human papillomavirus type 16. *Ophthalmology.* 1991;98(5):628-635. doi:10.1016/S0161-6420(91)32218-8.
9. Fraunfelder FT, Wingfield D. Management of intraepithelial conjunctival tumors and squamous cell carcinomas. *Am J Ophthalmol.* 1983;95(3):359-363. doi:10.1016/S0002-9394(14)78306-0.
10. Lee GA, Hirst LW. Ocular surface squamous neoplasia. *Surv Ophthalmol.* 1995;39(6):429-450. doi:10.1016/S0039-6257(05)80054-2.
11. Hwang IP, Jordan DR, Brownstein S, Gilberg SM, McEachren TM, Prokopetz R. Mucoepidermoid carcinoma of the conjunctiva: a series of three cases. *Ophthalmology.* 2000; 107(4):801-805. doi:10.1016/S0161-6420(99)00177-3.
12. Rao NA, Font RL. Mucoepidermoid carcinoma of the conjunctiva: a clinicopathologic study of five cases. *Cancer.* 1976;38(4):1699-1709.
13. Chao AN, Shields CL, Krema H, Shields JA. Outcome of patients with periocular sebaceous gland carcinoma with and without conjunctival intraepithelial invasion. *Ophthalmology.* 2001;108(10):1877-1883. doi:10.1016/S0161-6420(01)00719-9.
14. Jakobiec FA. Sebaceous tumors of the ocular adnexa. In: Albert DM, Jakobiec FA, eds. *Principles and Practice of Ophthalmology.* Philadelphia, PA: WB Saunders; 1994.
15. Shields CL, Shields JA. Tumors of the conjunctiva and cornea. *Surv Ophthalmol.* 2004; 49(1):3-24. doi:10.1016/j.survophthal.2003.10.008.
16. Shields CL, Fasiuddin AF, Mashayekhi A, Shields JA. Conjunctival nevi: clinical features and natural course in 410 consecutive patients. *Arch Ophthalmol.* 2004;122(2):167-175. doi:10.1001/archopht.122.2.167.
17. Shields J, Shields CL, Mashayekhi A, et al. Primary acquired melanosis of the conjunctiva: risks for progression to melanoma in 311 eyes. The 2006 Lorenz E Zimmerman Lecture. *Ophthalmology.* 2008;115(3):511-519.e2. doi:10.1016/j.ophtha.2007.07.003.
18. Brownstein S, Jakobiec FA, Wilkinson RD, Lombardo J, Jackson WB. Cryotherapy for precancerous melanosis (atypical melanocytic hyperplasia) of the conjunctiva. *Arch Ophthalmol.* 1981;99(7):1224-1231. doi:10.1001/archopht.1981.03930020098009.
19. Fuchs U, Kivelä T, Liesto K, Tarkkanen A. Prognosis of conjunctival melanomas in relation to histological features. *Br J Cancer.* 1989;59(2):261-267.
20. Shields CL, Shields JA, Gündüz K, et al. Conjunctival melanoma: risk factors for recurrence, exenteration, metastasis and death in 150 consecutive patients. *Arch Ophthalmol.* 2000;118(11):1497-1507. doi:10.1001/archopht.118.11.1497.
21. Jakobiec FA. Corneal tumors. In: Kaufman HE, Barron BA, McDonald

MB, Waltman SR, eds. *The Cornea*. New York, NY: Churchill Livingstone; 1988.

22. Ferry AP. Pyogenic granulomas of the eye and ocular adnexa: a study of 100 cases. *Trans Am Ophthalmol Soc*. 1989;87:327-343; discussion 343-347.
23. Howard G, Jakobiec FA, DeVoe AG. Kaposi's sarcoma of the conjunctiva. *Am J Ophthalmol*. 1975;79(3):420-423.
24. Weiter JJ, Jakobiec FA, Iwamoto T. The clinical and morphologic characteristics of Kaposi's sarcoma of the conjunctiva. *Am J Ophthalmol*. 1980;89(4):546-552. doi:10.1016/0002-9394(80)90064-1.
25. Goble RR, Frangoulis MA. Lymphangioma circumscriptum of the eyelids and conjunctiva. *Br J Ophthalmol*. 1990;74:574-575. doi:10.1136/bjo.74.9.574.
26. Ferry JA, Fung CY, Zukerberg L, et al. Lymphoma of the ocular adnexa: a study of 353 cases. *Am J Surg Pathol*. 2007;31(2):170-184. doi:10.1097/01.pas.0000213350.49767.46.
27. Knowles DM, Jakobiec FA, McNally L, Burke JS. Lymphoid hyperplasia and malignant lymphoma occurring in the ocular adnexa (orbit, conjunctiva, and eyelids): a prospective multiparametric analysis of 108 cases during 1977 to 1987. *Hum Pathol*. 1989;21(9):959-973.
28. Lachapelle KR. Treatment of conjunctival mucosa-associated lymphoid tissue lymphoma with intralesional interferon alpha-2b. *Arch Ophthalmol*. 2000;118:284.

第 8 章

发育障碍

小 角 膜

新生儿角膜水平直径< 9mm,成人角膜水平直径< 10mm为小角膜。小角膜以常染色体显性或隐性方式遗传,并可能与全身性综合征相关(图 8-1)

体征和症状 角膜小，远视和闭角型青光眼的发生率高。其他相关眼部表现包括小眼球、眼前段发育不良、先天性白内障、持续性胎儿血管化(persistentfetal vasculature,PFV)和视神经发育不全。

检查 测量水平角膜直径、眼压、屈光度,完整的眼科检查以评估其他眼部异常,可进行基因检测。

治疗 处理屈光不正,控制眼内压,并处理其他的眼部异常。

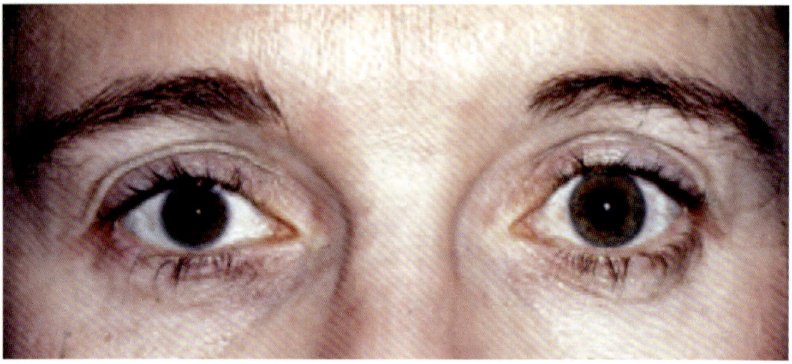

图 8–1 小角膜。这张外眼照片显示双侧角膜直径不对称,右眼为小角膜。

大角膜

新生儿角膜水平直径>12mm, 成人直径>13mm 为大角膜。大角膜以 X 染色体连锁方式遗传,可能与全身性综合征有关。

体征和症状 角膜大且透明、前房深、眼压正常、高度近视。其他相关的眼部表现包括晶状体位置异常、白内障、青年环和小瞳孔。

检查 测量角膜水平直径,排除先天性青光眼,完善眼科检查,评估其他眼部异常,基因检测。

治疗 处理屈光不正和其他眼部异常。

扁平角膜

先天性双侧角膜扁平,屈光度小于 43D。它以常染色体隐性或显性方式遗传,被认为由 KERA 基因突变所致。

体征和症状 视力减退、远视、浅前房、青光眼。其他眼部表现包括无虹膜、虹膜缺损、眼前段发育不良和白内障。

检查 测量角膜曲率、眼压、屈光,完善眼科检查以评估其他眼部异常,基因检测。

治疗 处理屈光不正,如有青光眼给予对症治疗,处理其他眼部异常。

Peters 异常

由角膜中央后弹力层缺失导致角膜中央混浊的先天性异常。大多病例为散发性,但也有常染色体显性遗传或隐性遗传病例。多数病例为双眼发病。

体征和症状 出生时便发生的角膜混浊、虹膜角膜粘连(Ⅰ型),虹膜晶状体粘连(Ⅱ型)、瞳孔移位、浅前房、青光眼(图 8-2)。其他相关眼部表现包括无虹膜、持续性胎儿血管化(PFV)、白内障、晶状体脱位、角膜小。全身异常(Peters-Plus 综合征,PPS)包括唇腭裂、心脏缺陷、中枢神经系统异常、泌尿生殖系统或胃肠道畸形、骨骼发育不良和身材矮小。

检查 完善眼部检查以评估眼部异常,测眼压,基因检测,评估全身各系统发育情况。

治疗 如果角膜混浊灶不大,能允许足够的光线自周边部角膜进入眼内,可进行光学虹膜切除术。如果角膜混浊灶太大而无法通过虹膜切除术处理,须早期行穿透性角膜移植,以促进视觉系统的发育成熟。其他治疗还包括矫正瞳孔异常和控制眼压的手术。

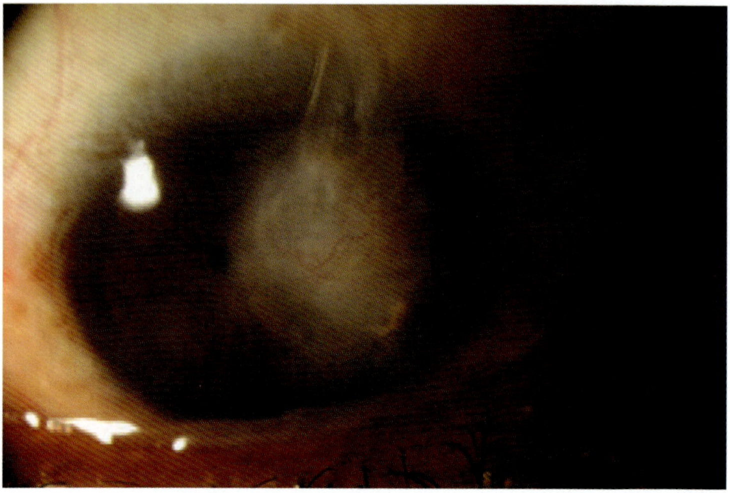

图 8–2 Peters 异常。角膜混浊伴局部角膜内皮和后弹力层缺损,以及虹膜前粘连,此图像也显示合并的角膜新生血管。

角膜巩膜化

先天性的周边部或全角膜巩膜化，多为散发性疾病,但也可以通过常染色体显性或隐性方式遗传(表 8–1)。

体征和症状 非进行性、非炎性的周边部或全角膜的巩膜化、血管化和扁平角膜 (图 8–3)。其他相关的眼部表现包括眼前段发育不良、青光眼和白内障。

检查 测量角膜曲率、测眼压、屈光检查(如有亚全巩膜化),完善眼科检查以评估其他眼部异常。

治疗:穿透性角膜移植(预后差),处理其他眼部异常。

表 8-1 先天性角膜混浊的鉴别诊断

产伤
先天性青光眼
先天性遗传性角膜内皮营养不良
先天性遗传性角膜基质营养不良
角膜溃疡
角膜皮样瘤
代谢异常
胱氨酸病
黏多糖症
酪氨酸血症
Peters 异常
角膜巩膜化

Axenfeld-Rieger 综合征

双侧眼前节发育不良，常染色体显性遗传。

体征和症状 角膜后胚胎环（突出和前移 Schwalbe 线）、虹膜发育不全、瞳孔移位、多瞳、青光眼。相关的全身表现包括骨骼畸形、脐周异常、尿道下裂、垂体功能障碍、心脏缺陷或耳聋。

检查 完成眼部检查以评估其他眼部异常，眼压，基因检测，评估全身异常。

治疗 青光眼的对应处理，戴有色隐形眼镜来缓解畏光，其他眼部异常的处理。

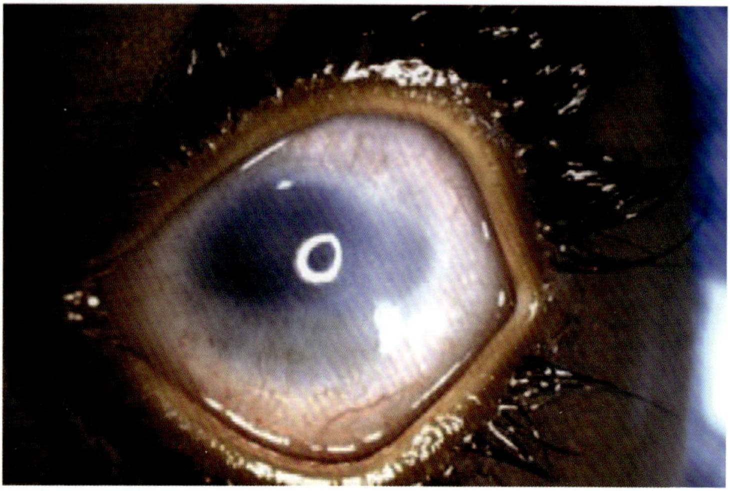

图 8–3 角膜巩膜化。角膜周边的外观与巩膜更一致。

先天性角膜麻痹

罕见的先天性感觉减退或麻痹，与三叉神经麻痹、间质发育不良或后脑发育不全相关。

体征和症状 视力模糊，反复发作的无痛性角膜溃疡，角膜瘢痕。

检查 表面麻醉前的角膜知觉检查，转诊给儿科医师或遗传学医师以排除系统性疾病。

治疗 积极的眼表润滑、泪点栓塞、巩膜镜、睑裂缝合、羊膜覆盖、晚期病例可行结膜瓣遮盖。

皮样瘤

巩膜表层组织的迷芽瘤，通常见于颞下角巩膜缘（因此常被称为角膜缘皮样瘤）并延伸至角膜表面。眼球表面的皮样瘤多为生长缓慢或静止的、血管化、白色、圆顶状病变，可引起角膜局部扁平。引起的散光可导致屈光参差和弱视。Goldenhar 综合征中可见角膜缘皮样瘤，通常还包括耳前皮赘、小颌畸形、脊柱发育不良异常和不同程度的听力丧失。

体征和症状　在角膜缘可见白色的圆顶状病变，双眼或单眼发病。患者偶尔会因局部泪膜异常而出现持续性刺激症状。

检查　裂隙灯检查通常足以诊断。应注意病变角膜受累的深度和程度，对手术切除有指导意义。睫状肌麻痹验光和角膜地形图（如果患者能够配合）有助于判断患者进展为弱视的风险。

治疗　如果导致的角膜散光值较小，可以随访观察，并用眼镜矫正屈光参差。如果引起较显著的散光，且不能用眼镜充分纠正，可以手术切除病变。对持续生长或引起持续性刺激的病例，也可考虑手术切除。由于这些病变有时延伸到角膜深部，完全切除是不可取的。相反，通常采用板层角膜/巩膜切除术或“剃刀”式手术方法使创面与周围组织的高度相一致，并避免凹陷形成。如果切除后出现缺损，可由羊膜或薄层角膜组织进行填充。

参考文献

1. Bhandari R, Ferri S, Whittaker B, Liu M, Lazzaro DR. Peters anomaly: review of the literature. *Cornea*. 2011;30(8):939-944. doi:10.1097/ICO.0b013e31820156a9.
2. Mannis MJ, Holland EJ, eds. *Cornea*. 4th ed. Edinburgh, Scotland: Elsevier Inc; 2016.
3. Weisenthal RW. *2013-2014 Basic and Clinical Science Course Section 8: External Disease and Cornea*. San Francisco, CA: American Academy of Ophthalmology; 2014.
4. Shields MB, Buckley E, Klintworth GK, Thresher R. Axenfeld-Rieger syndrome. A spectrum of developmental disorders. *Surv Ophthalmol*. 1985;29(6):387-409. doi:10.1016/0039-6257(85)90205-X.
5. Pirouzian A, Holz H, Merrill K, Sudesh R, Karlen K. Surgical management of pediatric limbal dermoids with sutureless amniotic membrane transplantation and augmentation. *J Pediatr Ophthalmol Strabismus*. 2012;49(2):114-119. doi:10.3928/01913913-20110823-01.

第 9 章

变性和物质沉积

结 膜

睑裂斑

睑裂部的结膜病变，典型外观为黄白色，由上皮下胶原的弹性变性引起(图 9–1)。

体征和症状 最常见于鼻侧，可以高度血管化，或因泪膜分布异常而伴有邻近角膜的点状上皮糜烂或角膜小凹(dellen)。通常无症状，但某些情况下会发生炎症（睑裂斑炎）。

检查 裂隙灯检查。

治疗 观察，局部润滑，短期局部类固醇或非甾体抗炎眼药控制炎性。对于不能接受的睑裂斑，患者也可以通过光凝或手术切除来达到美容效果，但临床上很少实施。

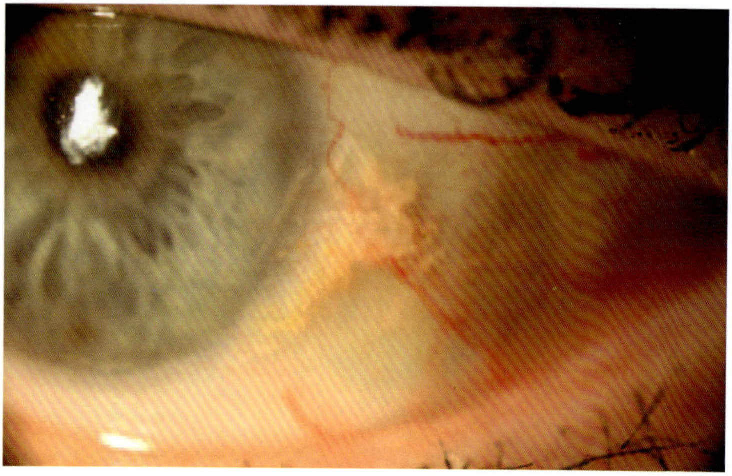

图 9–1　睑裂斑。睑裂部位近角膜缘的结膜病灶，呈黄白色外观。

翼状胬肉

睑裂部结膜的一种翅膀形状的病变，越过角膜缘长到角膜上，为上皮下胶原的弹性变性。

体征和症状　与睑裂斑一样，翼状胬肉也常见于鼻侧。不同于睑裂斑的是，翼状胬肉呈典型的三角形，其顶端延伸至角膜表面（图 9–2）。角膜可出现铁质线（Stocker 线），表示病变为慢性进展。因病灶表面的泪膜分布异常，该病会引起眼干和眼表刺激症状。可呈充血外观，并可导致散光。

检查　裂隙灯检查以确定其向角膜的延伸程度，荧光素染色以评估上皮糜烂和角膜小凹。如果病变广泛，角膜地形图可表现为病变所在轴向的扁平化。

治疗　观察。如果病变明显影响外观，导致明显的屈光

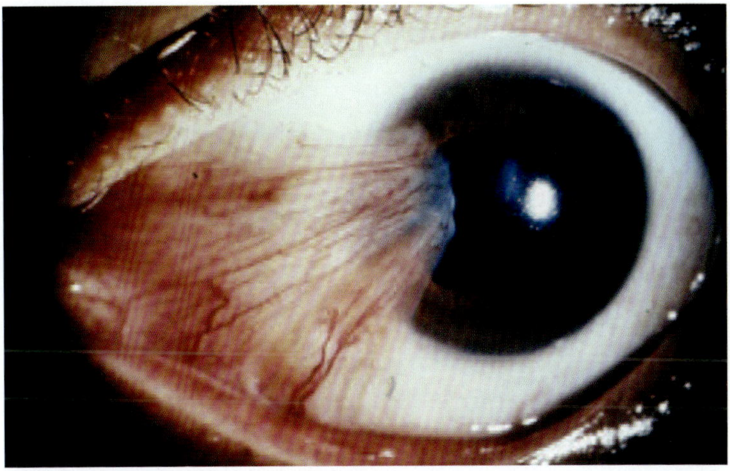

图 9–2　翼状胬肉。翅膀形状的结膜病变，延伸至角膜表面。

变化或引起刺激症状，可进行手术切除。手术切除多联合羊膜移植或自体结膜移植（复发率较低，5%~10%），联合或不联合使用丝裂霉素 C 等抗代谢药物。

结膜上皮植入性囊肿

位于结膜上的、良性的、充满液体的病变，通常为半透明，可以为先天性或获得性（图 9–3）。

体征和症状　结膜上皮植入性囊肿的患者通常没有症状，可因影响美观或因泪膜不稳定和局部暴露引起眼表刺激症状而注意到病灶。

检查　裂隙灯检查通常是足够的。典型的组织病理学检查显示一层由非角化上皮伴散在杯状细胞包绕的空洞。

治疗　如无症状，则无须治疗。对有症状的患者，可进行

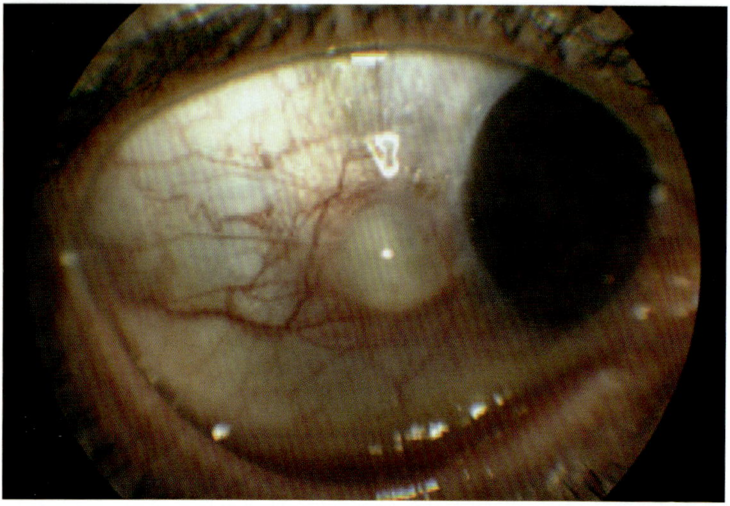

图 9-3 结膜上皮植入性囊肿。囊肿呈光滑、凸起、半透明、充满液体的结膜病变。

囊肿切除。

结膜松弛症

由炎症或年龄增长而出现松弛、多余的结膜，严重时可覆盖下睑缘(图 9-4)。

体征和症状 无症状或可引起异物感、流泪(因覆盖下泪点)、视力模糊、结膜下出血。

检查 裂隙灯检查足以确诊。

治疗 有症状的患者，可采用激光、烧灼或手术切除进行治疗。

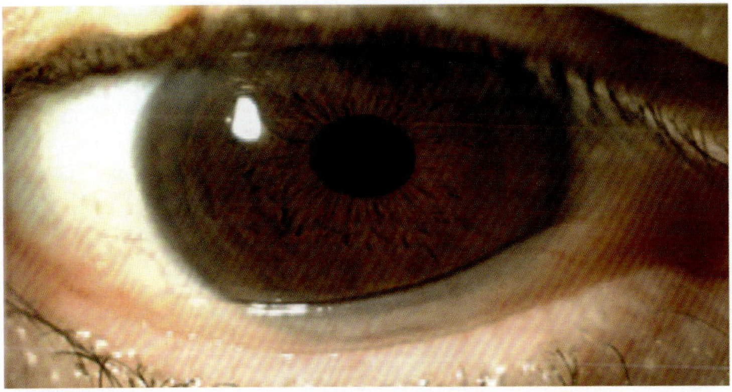

图 9–4　结膜松弛症。下方松弛、多余的球结膜覆盖角膜下部。

角　膜

带状角膜变性

带状角膜变性是指角膜上皮层、前弹力层和前部基质内的钙质沉积(图 9–5)。

体征和症状　通常位于睑裂区的前部角膜,与角膜缘有透明的间隔。上皮下的钙质沉积随着时间的推移而融合,形成典型的水平“带”状外观。虽然眼部慢性炎症和高钙血症是带状角膜变性两个最常见的原因,高磷血症(可能发生于肾衰竭)、遗传和硅油填充(用于视网膜脱离复位手术)也都与带状角膜变性有关。

检查　裂隙灯检查。如果患者没有已知的眼部慢性炎症,应进行全身评估查找病因。初始检查应包括血清电解质和尿检。

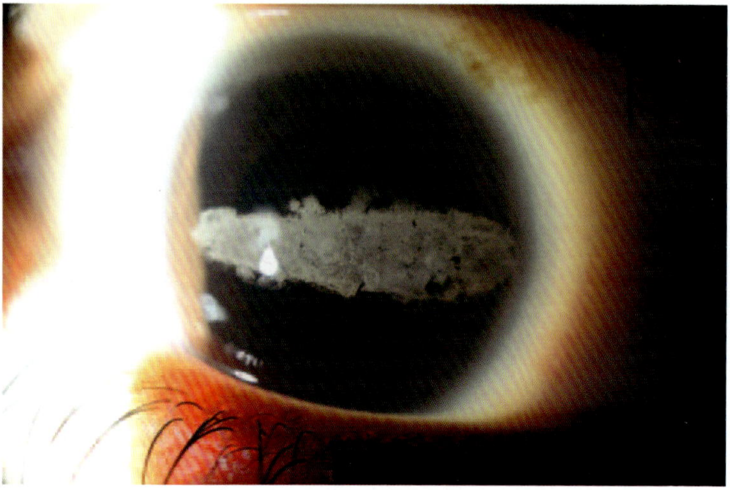

图 9–5 带状角膜变性。可见角膜睑裂区的带状钙质沉积，与鼻侧和颞侧角膜缘有透明的间隔。

治疗 如果角膜带状变性有临床症状(局部刺激或视力下降)，可以使用 0.5%~1.5%乙二胺四乙酸(EDTA)进行钙螯合。在使用 EDTA 溶液前先去除上皮。如有必要，可在表面进行轻柔搔刮以便去除沉着的钙质。治疗任何已知的系统性疾病。

角膜铁质沉着

角膜特定的区域因长期泪液淤积而导致角膜上皮出现褐色改变(图 9–6)。这种泪液的淤积常与角膜内或角膜附近组织的凹凸不平有关。

体征和症状 一般无症状。不同类型上皮铁线所在的位置包括：泪河的上边界(Hudson–Stahli 线)、翼状胬肉的顶端

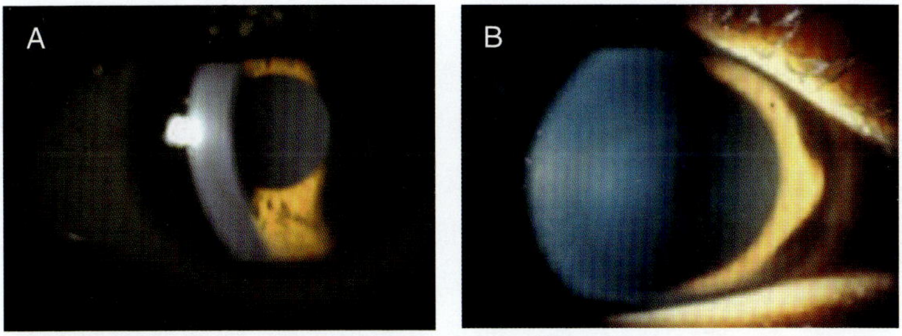

图 9–6 铁线。(A)裂隙灯窄光带光下显示的铁线。(B)椭圆形铁线。

(Stocker 线)、青光眼滤过泡的边界(Ferry 线)、圆锥形角膜的锥体底(Fleischer 环)和角膜移植缝合线的前部(Mannis 线)。铁沉着也可表现为"Coats 角膜白环"的形式,这是去除金属异物后残留在表面的铁质沉着。金属性眼球内异物或全身性铁超负荷引起的眼部铁质沉着症可表现为角膜后部的铁质沉着。

检查 裂隙灯检查通常是足够的。如果前部的铁沉着病因不明,应考虑角膜地形图来评估角膜形态的异常。如果在有外伤病史的患者眼部发现角膜后的铁质沉着,应进行进一步的检查(如 CT 扫描),以排除金属性眼内异物。如果没有发现角膜后铁质沉着的眼内原因,应对全身铁负荷进行评估。

治疗 不需要治疗。如果与全身铁超负荷有关,则需要适当的全身治疗。

角膜环

在角膜周边的脂质沉积,被认为与角膜缘血管的渗透性有关。

体征和症状 角膜环表现为白色、雾状的沉积,出现在角膜周边的前后部分(图 9-7),沉积和角膜缘之间有一个窄的透明间隔。角膜环有两种典型的形式:老年人和血脂异常患者。年轻患者的角膜环可能由脂质代谢紊乱引起,如家族性高胆固醇血症。高度不对称或单侧的角膜环患者(尤其是老年患者中)罹患眼部缺血的可能性较轻度或没有角膜环的患者更高(这通常与不对称的颈动脉疾病有关)。

检查 裂隙灯检查。如果患者很年轻,则需要做血脂检查。在不对称角膜环患者,行颈动脉多普勒超声是必要的。在这两类患者,一般由他们的初级保健提供者对其进行进一步检查。

治疗 观察老年患者角膜环的对称性,对任何潜在的疾病进行适当的治疗。

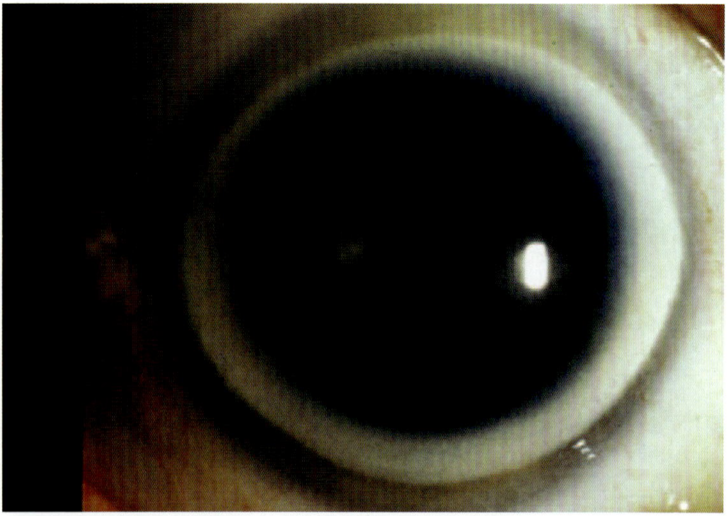

图 9-7 角膜环。图像显示角膜周边的白色雾状混浊,与角膜缘间有窄的透明间隔。

老年性角膜沟状变性

一种罕见的疾病,变薄发生在角膜缘血管弓和透明角膜之间。

体征和症状　一般无症状,也不会影响屈光状态。角膜局部变薄不会引起血管化和穿孔,但在计划行眼前节手术时需注意。

检查　裂隙灯检查足以评价老年性角膜沟状变性。

治疗　无须治疗。如果计划行眼前节手术,应注意变薄的区域,因为通过这些区域的角膜切口在结构上可能较弱,且不太可能像正常角膜切口一样自闭。

Terrien 边缘性角膜变性

病因不明的角膜周边基质变薄,疾病呈进行性发展,通常无疼痛(图 9-8)。

体征和症状　一般为年轻患者(20~40 岁),屈光状态渐进性改变,需要频繁更换眼镜或隐形眼镜来矫正。男女比例为 3:1,双眼上方角膜基质呈对称性变薄。在变薄区域前部常出现黄白色的脂质前缘,浅基质点状混浊,角膜缘浅表新生血管,上皮完整。变薄会导致逆规性散光发展。15%的患者在无外伤或轻微外伤时会出现自发穿孔。

检查　裂隙灯检查通常足以确诊,上皮完整、前缘脂质沉积、无疼痛,与全身炎症性疾病无关,与其他形式的角膜周边变薄等疾病不同(蚕蚀性角膜溃疡等)。角膜地形图和眼前段 OCT 检查可以分别提供角膜屈光变化和角膜变薄的程度。

治疗　屈光变化可以通过眼镜或隐形眼镜来矫正。没有任何治疗方法可以阻止变薄的进展。如果变薄严重,可以采

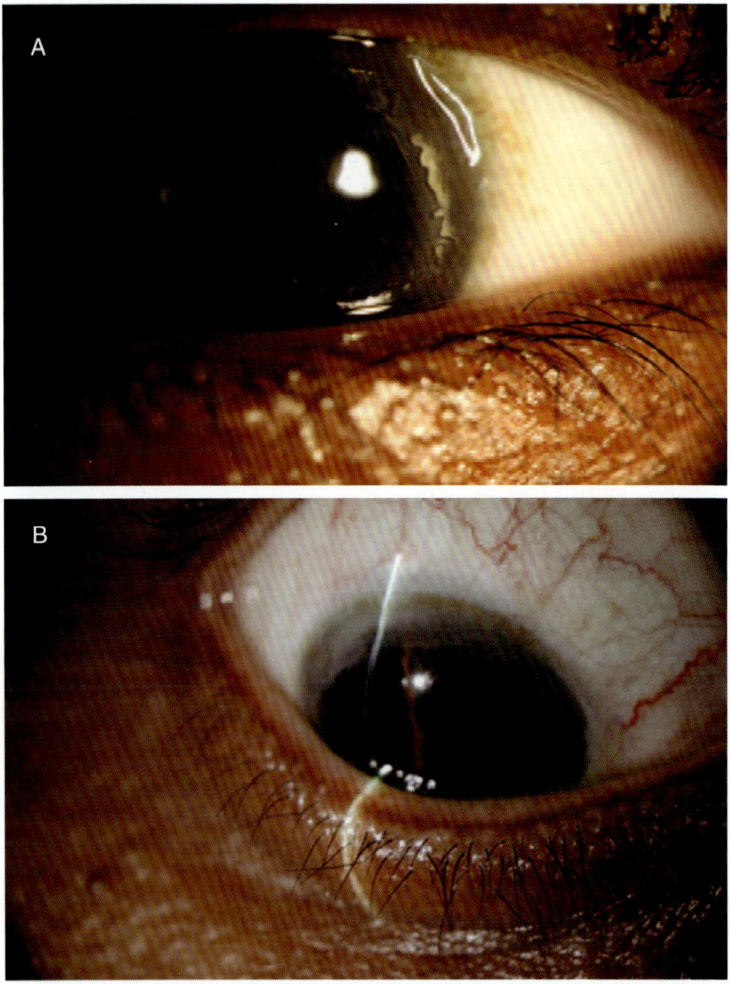

图 9–8 Terrien 边缘性角膜变性。(A)显示角膜周边变薄,进行缘有脂质沉着。(B)显示角膜周边变薄,通常发生在角膜上部。

用月牙状板层角膜移植或偏心的穿透性角膜移植来加固角膜病变部位。

Salzmann 结节样角膜变性

该病为角膜边缘附近或角膜中周部隆起的白色结节，缓慢发展（图 9–9）。病因尚不清楚，可能与既往的角膜炎性病变有关。

体征和症状　通常无症状，但可能出现眼干或由于泪膜不规则引起的眼表刺激症状。位于视轴上的结节可导致视力下降。

检查　裂隙灯检查和角膜地形图可用于评估与 Salzmann 结节样角膜变性相关的体征。

治疗　随访观察。可通过眼表润滑剂缓解眼部刺激症

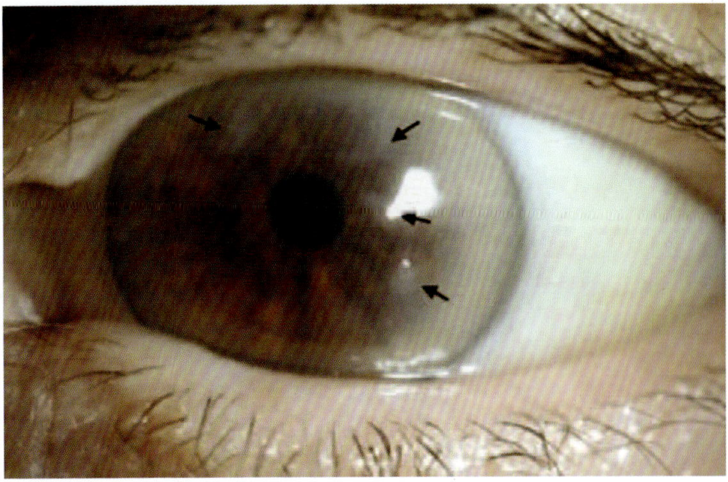

图 9–9　Salzmann 结节样角膜变性。角膜表面多发白色结节状突起（箭头所示）。

状。视轴区的结节或引起明显泪膜不规则的结节可通过表层角膜切除术和(或)准分子激光治疗性角膜切削术(PTK)处理。

涡状角膜病变

角膜上皮轻度混浊、呈漩涡状改变，该病可由系统性疾病引起(如X染色体连锁溶酶体储存障碍/Fabry病)或因多种药物诱发(包括胺碘酮、氯喹、氯丙嗪、吲哚美辛和萘普生)(图9-10)。

体征和症状 通常无症状，可在眼科检查时偶然发现。沉积物的颜色从棕色到白色。表面沉积表明泪膜中可能有沉积物质或药物分泌。

检查 裂隙灯检查即可。任何有Fabry病家族史的年轻

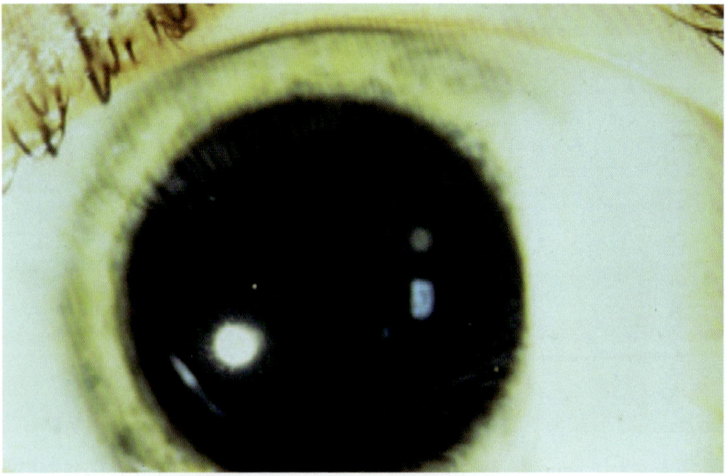

图9-10 涡状角膜病变。可见漩涡状角膜上皮混浊。

患者都应该由其初级保健提供者进行进一步的检查。

治疗　不需要治疗。须对 Fabry 病患者进行疾病的系统管理(以及对可能的 Fabry 病基因携带者进行遗传咨询)。

虹膜角膜内皮综合征(ICE Syndrome)

该病为单侧发病、无家族遗传,多在青年时期发病,病变累及角膜内皮和虹膜。ICE 综合征有 3 种形式 (虹膜痣综合征、Chandler 综合征和原发性虹膜萎缩), 均涉及异常增生的角膜内皮细胞,角膜内皮细胞和基底膜覆盖在前房角和虹膜表面。ICE 综合征的病因不明确,有人认为可能与病毒感染有关。

体征和症状　通常在青年时期出现症状,女性患者比男性多见。典型的症状包括轻度视力模糊和虹膜的明显改变。角膜内皮细胞功能障碍可导致角膜水肿,而虹膜上膜的形成可导致虹膜萎缩、瞳孔移位和多瞳症。前房角上膜的形成常导致继发性青光眼。顾名思义,原发性虹膜萎缩的表现主要包括不同程度的虹膜萎缩、瞳孔移位和多瞳症。Chandler 综合征的典型表现是由角膜水肿导致的视物模糊和光晕。虹膜痣综合征的表现则包括单眼弥漫性虹膜痣、粗糙无光泽的虹膜外观和虹膜异色症。

检查　镜下裂隙灯检查可见角膜内皮呈“银锤纹”样外观。不同程度虹膜萎缩、瞳孔移位、多瞳症、虹膜色素膜外翻和单侧弥漫性虹膜色素痣(在虹膜痣综合征中可见)。房角镜可发现周边虹膜前粘连。角膜内皮显微镜检查可以显示角膜内皮细胞的暗/明逆转(角膜内皮镜下本应发暗的细胞边界表现出较细胞内容物更加明亮)。眼压测量常显示双眼眼压不对称,患眼眼压升高。

治疗 尚无有效方法可直接治疗ICE综合征中角膜内皮细胞进行性异常增殖。因此，治疗主要针对青光眼、角膜水肿和虹膜缺损。青光眼的治疗通常需行滤过性手术或引流装置植入。控制眼压和使用局部高渗剂可以在病程的早期缓解角膜水肿。严重角膜水肿的患者可行角膜内皮移植术或穿透性角膜移植术。虹膜缺损通常不能用缝合性的手术来处理，可以通过植入人工虹膜来解决某些患者的眩光和畏光症状。

参考文献

1. Austin P, Jakobiec FA, Iwamoto T. Elastodysplasia and elastodystrophy as the pathologic basis of pterygia and pinguecula. *Ophthalmology.* 1983;90:96.
2. Boynton JR, Searl SS, Ferry AP, Kaltreider SA, Rodenhouse TG. Primary nonkeratinized epithelial ('conjunctival') orbital cysts. *Arch Ophthalmol.* 1992;110(9):1238-1242. doi:10.1001/archopht.1992.01080210056024.
3. Shields JA, Shields CL. Orbital cysts of childhood—classification, clinical features, and management. *Surv Ophthalmol.* 2004;49(3):281-299. doi:10.1016/j.survophthal.2004.02.001.
4. Vishwanath MR, Jain A. Conjunctival inclusion cyst following sub-Tenon's local anaesthetic injection. *Br J Anaesth.* 2005;95(6):825-826.
5. Cursino JW, Fine BS. A histologic study of calcific and noncalcific band keratopathies. *Am J Ophthalmol.* 1976;82(3):395-404.
6. Doughman DJ, Olson GA, Nolan S, Hajny RG. Experimental band keratopathy. *Arch Ophthalmol.* 1969;81(2):264-271.
7. Lemp MA, Ralph RA. Rapid development of band keratopathy in dry eyes. *Am J Ophthalmol.* 1977;83(5):657-659.
8. Wood TO, Walker GG. Treatment of band keratopathy. *Am J Ophthalmol.* 1975;80(3 Pt 2):550.
9. Rose GE, Lavin MJ. The Hudson-Stahli line. III: Observations on morphology, a critical review of aetiology and a unified theory for the formation of iron lines of the corneal epithelium. *Eye (Lond).* 1987;1(Pt 4):475-479.
10. Barraquer-Somers E, Chan CC, Green WR. Corneal epithelial iron deposition. *Ophthalmology.* 1983;90(6):729-734.
11. Cogan DG, Kuwabara T. Arcus senilis: its pathology and histochemistry. *AMA Arch Ophthalmol.* 1959;61(4):553-560.

12. Rifkind BM. Corneal arcus and hyperlipoproteinemia. *Surv Ophthalmol.* 1972;16(5):295-304.
13. Sugar A. Corneal and conjunctival degenerations. In: Kaufman HE, Barron BA, McDonald MB, Waltman SR, eds. *The Cornea*. New York, NY: Churchill Livingstone; 1988.
14. Beauchamp GR. Terrien's marginal corneal degeneration. *J Pediatr Ophthalmol Strabismus.* 1982;19(2):97-99.
15. Austin P, Brown SI. Inflammatory Terrien's marginal corneal disease. *Am J Ophthalmol.* 1981;92(2):189-192.
16. Wood TO. Salzmann's nodular degeneration. *Cornea.* 1990;9(1):17-22.
17. Farjo AA, Halperin GI, Syed N, Sutphin JE, Wagoner MD. Salzmann's nodular corneal degeneration clinical characteristics and surgical outcomes. *Cornea.* 2006;25(1):11-15.
18. Kaplan LJ, Cappaert WE. Amiodarone keratopathy. Correlation to dosage and duration. *Arch Ophthalmol.* 1982;100(4):601-602.
19. Johnson AW, Buffaloe WJ. Chlorpromazine epithelial keratopathy. *Arch Ophthalmol.* 1966;76(5):664-667.
20. Sher NA, Letson RD, Desnick RJ. The ocular manifestations in Fabry's disease. *Arch Ophthalmol.* 1979;97(4):671-676.

第 10 章

角膜营养不良

角膜上皮和上皮下

角膜上皮基底膜营养不良(EBMD)

EBMD 是最常见的角膜前部营养不良。其特征是角膜上皮层的微囊样改变、地图状灰色线条(病灶间角膜透明)、指纹状线条。

体征和症状 无症状或出现视力模糊、眼部刺激症状和复发性角膜上皮糜烂。患者通常主诉晨起睁眼时的眼痛,这是由于眼睑对角膜上皮的机械刺激。疼痛持续时间从几分钟到几天,与角膜上皮糜烂的严重程度相关。

检查 裂隙灯检查通常足以确诊。荧光素染色可能有助于识别染色阴性的区域,后部反光照明法可以突显不规则的区域(图 10-1)。

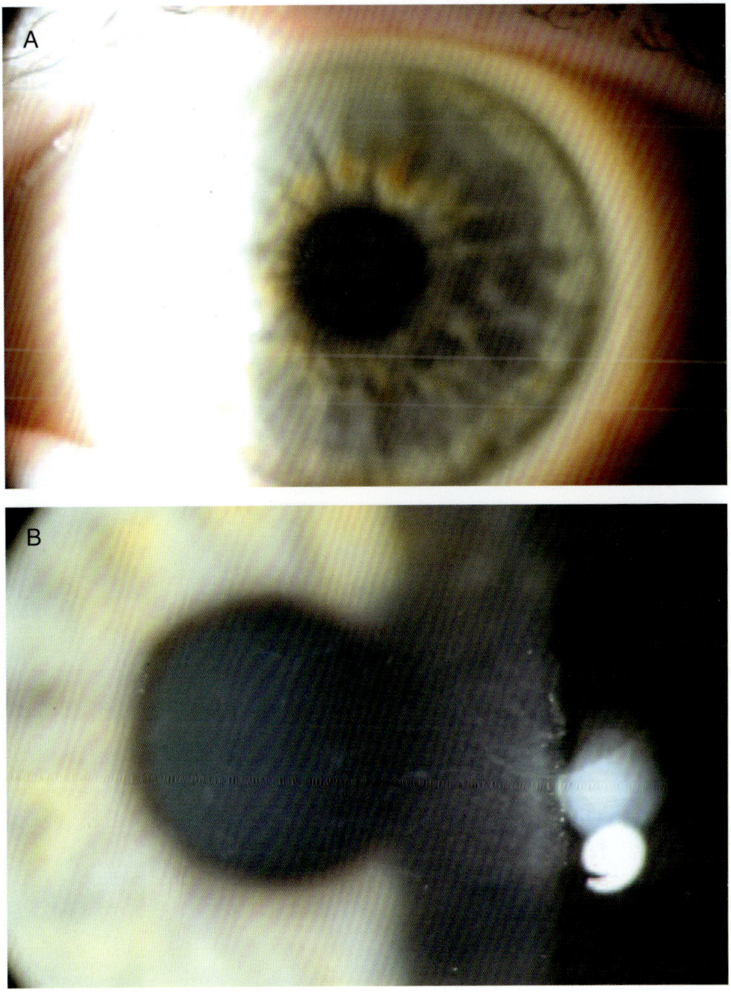

图 10–1　角膜上皮细胞基底膜营养不良。(A)显示指纹状线。(B)显示地图状线。(待续)

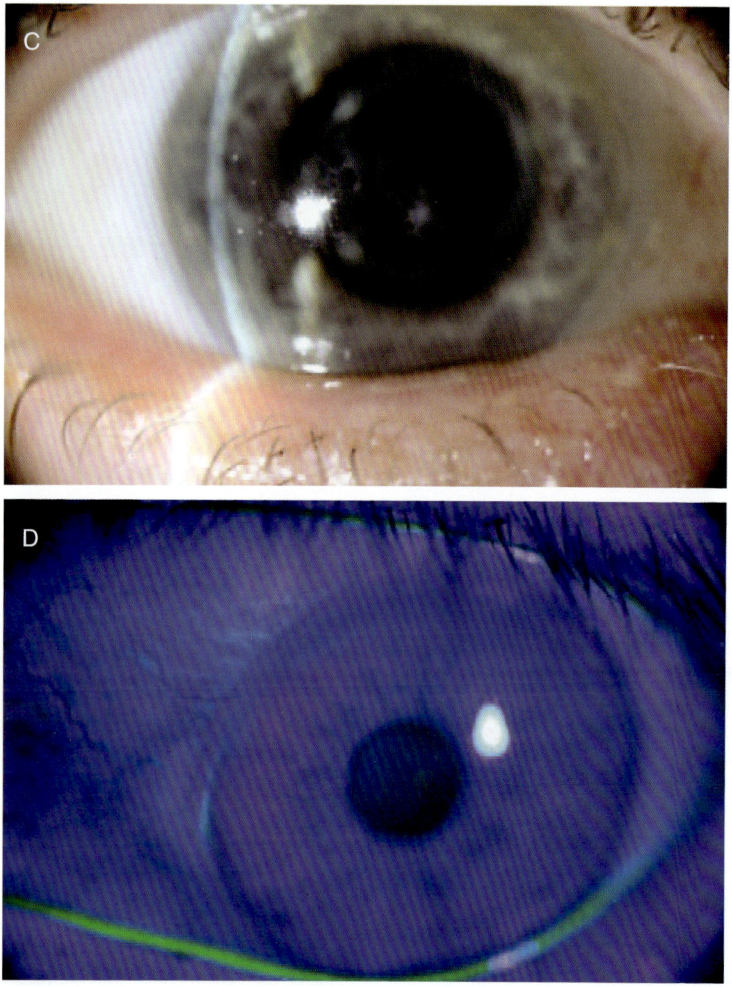

图 10–1(续) (C)显示上皮性微囊样改变和角膜上皮糜烂。(D)显示使用荧光素突显的地图状线。

治疗　治疗旨在解决视力下降和复发性角膜上皮糜烂。润滑剂可以减轻对角膜上皮的刺激，而高渗溶液和软膏（特别是在睡眠前使用）可以减轻上皮水肿，并改善上皮细胞的黏附性。也可以短时间使用绷带镜。严重的角膜上皮糜烂可通过上皮清创术（ED）、金刚砂头抛光术（DBP）、前部基质微针穿刺来治疗。准分子激光治疗性角膜切削术（PTK）可以提供更持久的治疗效果。

Meesmann 角膜上皮营养不良（MECD）

MECD 是一种临床上轻度的角膜营养不良，为角膜角蛋白基因突变进而引起大量角膜上皮内包含退化上皮细胞的微囊病变。

体征和症状　患者通常无症状；微囊在使用后部反光照明法时看得最明显。偶尔也会发生局灶性上皮糜烂（图10–2）。

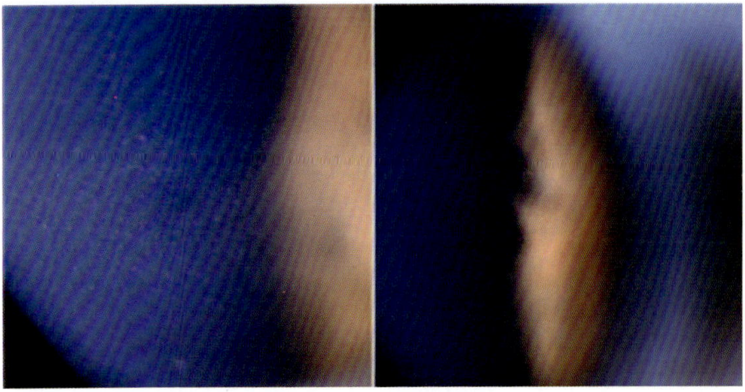

图 10–2　Meesmann 角膜上皮营养不良。可见上皮内大量微囊。（Reprinted with permission from Dr. Ramon Coral Ghanem.）

检查 后部反光照明法的裂隙灯检查有助于识别这种营养不良。MECD患者的上皮细胞在电子显微镜下被描述为含有颗粒状或丝状物质,这些物质被称为“特殊物质”。

遗传特征 常染色体显性遗传。

相关基因 角蛋白基因K3和K12。

治疗 由于症状轻微,通常局部使用润滑剂就足够了。

Lisch角膜上皮营养不良(LECD)

LECD的特征是轮状和带状上皮内微囊。

体征和症状 患者通常无症状,但如果累及角膜中央区,可能会出现视力模糊。

检查 裂隙灯检查足以确诊。

治疗 通常局部润滑剂就足够了。

胶滴状角膜营养不良(GDCD)

GDCD为一种累及角膜上皮下和基质的淀粉样蛋白沉积。

体征和症状 患者通常在10~20岁时出现症状,表现出3种典型病变中的一种:桑葚样、带状角膜变性或金橘皮样病变。桑葚样病变为角膜成簇的结节形成,带状角膜变性为灰白色的上皮下混浊带,金橘皮样病变为累及全角膜的黄色基质混浊。患者主诉有明显的畏光、眼部刺激症状和视力下降。

检查 裂隙灯检查足以确诊。组织病理学检查显示基底部上皮细胞、上皮下和角膜基质的淀粉样蛋白沉积。

遗传特征 常染色体隐性遗传。

相关基因 TACSTD2(1p32)。

治疗　角膜上皮糜烂可以通过润滑剂和绷带镜来治疗。病情进一步发展，可行表层角膜切除术、板层角膜移植术或穿透性角膜移植术。但 GDCD 通常在角膜植片内复发。

前弹力层

Reis–Bücklers 角膜营养不良（RBCD）

RBCD 是一种由角膜深层上皮和前弹力层（Bowman 层）的退行性病变而引起的角膜混浊，该病发病较早，逐渐进展。

体征和症状　出生时正常的眼角膜发生进行性的上皮下异常沉积，导致患者在 10 岁之前发生视物模糊和复发性角膜上皮糜烂(图 10–3)。

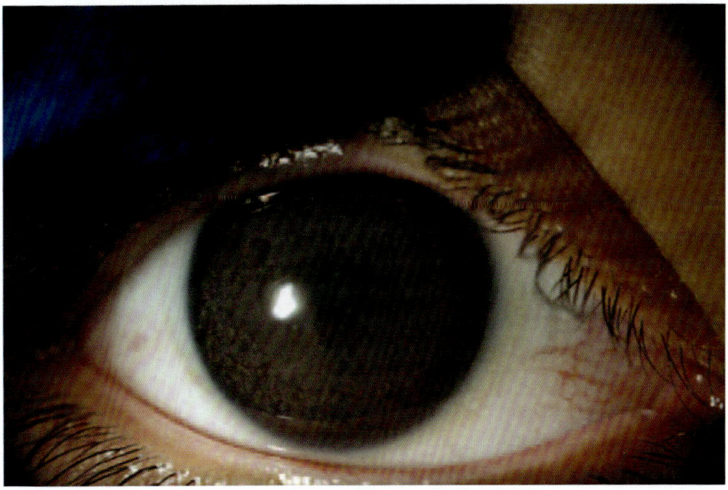

图 10–3　Reis–Bücklers 角膜营养不良。图像显示斑片状上皮下混浊。

检查 裂隙灯检查足以确诊。病理切片的 Masson 三色染色和电镜检查可帮助确诊并与 ThielBehnke 角膜营养不良(BCD)(见下文)相鉴别。

遗传特征 常染色体显性遗传。

相关基因 TGFB1 (5q)。

治疗 在疾病早期,治疗可能包括局部润滑剂,可戴/不戴绷带镜。随着异常沉积的加重和角膜上皮糜烂变得更加频繁,可行 PTK(联合/不联合局部 MMC)。常出现异常沉积的复发,可再次行 PTK 治疗。随着沉积加深,患者可能需要行前部深板层角膜移植术或穿透性角膜移植术,但术后常发生角膜植片内的营养不良。

Thiel-Behnke 角膜营养不良(TBCD)

TBCD 是一种 Bowman 层的营养不良, 其表现与 RBCD 相似。由于该病在裂隙灯检查中呈蜂窝状表现,因此 TBCD 也被称为蜂窝状角膜营养不良。

体征和症状 患者出生时的角膜正常, 在 0~20 岁角膜 Bowman 层发生蜂窝状病变。复发性角膜上皮糜烂可始发于儿童时期,后期出现视力下降。

检查 裂隙灯检查足以确诊。电子显微镜可以帮助诊断 TBCD,并与 BCDR 相鉴别。TBCD 患者存在"卷曲样纤维",而 RBCD 患者存在"棒状体"。此外,Masson 三色染色在 TBCD 患者较弱,而在 RBCD 患者较强。

遗传特征 常染色体显性遗传。

相关基因 TGFBI (10q24)。

治疗 治疗与 RBCD 相似,早期治疗包括润滑剂和针对角膜上皮糜烂的治疗。PTK 是治疗角膜上皮内沉积或频繁角膜上皮糜烂最有效的手段。更深的沉积可能需要行深板层角膜移植术(DALK)或穿透性角膜移植术(PKP),但术后复发常见。

基　质

转化生长因子 β 诱导的角膜营养不良

格子状角膜营养不良（LCD） LCD 是一种转化生长因子 β 诱导的（TGFBI）角膜营养不良，有两种亚型：经典型(LCD1)和凝溶胶蛋白型(LCD2)。LCD1 是一种发生于双眼角膜的淀粉样变性。LCD2(也称为 Meretoja 综合征)是一种全身性淀粉样变性,除累及角膜外,也累及全身多个组织器官。由于 LCD2 病变具有全身性的特点，它不是一种真正的角膜营养不良。

体征和症状 LCD1 患者通常在 10 岁之前出现症状,开始为角膜前基质的白点状病灶,逐渐发展为细折光性线同时伴有前部和中部基质的弥漫性混浊(图 10–4)。角膜的周边通常透明。在 40 岁左右时,淀粉样蛋白沉积会导致较差的视力和频繁发作的角膜上皮糜烂。

LCD2 患者通常在 60 岁之前有较好的视力。角膜的折光性线比在 LCD1 中更粗、更靠周边，并很少发生角膜上皮糜烂。这些患者因为全身性淀粉样变性,会出现面瘫、面部皮肤松弛和心脏传导异常。

检查 裂隙灯检查通常足以诊断 LCD。是否存在全身性的表现(如面瘫和皮肤松弛)有助于区分 LCD1 和 LCD2。行组

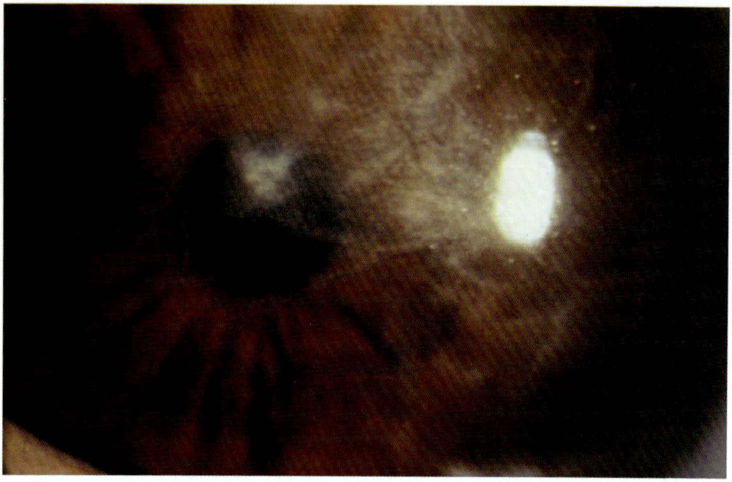

图 10–4 格子状角膜营养不良。淀粉样蛋白沉积表现为前基质的折光性线。

织病理学检查，刚果红染色后梭形淀粉样蛋白沉积物呈现橙红色。刚果红染色的沉积物在偏振光下呈苹果绿的双折光表现。用结晶紫染色时出现异色反应。

遗传特征 常染色体显性遗传。

相关基因 LCD1 为 TGFBI(5q31)，LCD2 为凝溶胶蛋白基因 GSN(9q34)。

治疗 反复出现的角膜上皮糜烂可用润滑剂和绷带镜进行治疗。PTK 可处理浅表混浊。中部基质受累可能需要板层角膜移植或穿透性角膜移植。LCD 在移植物中复发的情况比颗粒状和斑块状角膜营养不良更常见。

颗粒状角膜营养不良 一种转化生长因子 β 诱导的(TGFBI)角膜营养不良，有 3 种亚型：经典型(GCD1)、颗粒-格子状混合型(GCD2，也称为 Avellino 角膜营养不良)和前部型(Reis–Bücklers 角膜营养不良/RBCD,见前文)。本节专门介绍 GCD1。

体征和症状　GCD1 的特征是前部和中部角膜基质的面包屑状、灰白色的混浊灶,混浊灶的间隔区角膜透明(图 10–5)。40 岁之后间隔区角膜基质也可出现混浊,从而导致视力下降。常见角膜上皮糜烂,并可出现畏光症状。

检查　裂隙灯检查通常足以识别 GCD1。行组织病理学检查,Masson 三色染色法透明变性沉积物呈鲜红色。电子显微镜显示间杂微纤维的致密无定形沉积物。共聚焦显微镜显示角膜基质内的高反射性混浊。

遗传特征　常染色体显性遗传。

相关基因　TGFBI(5q31)。

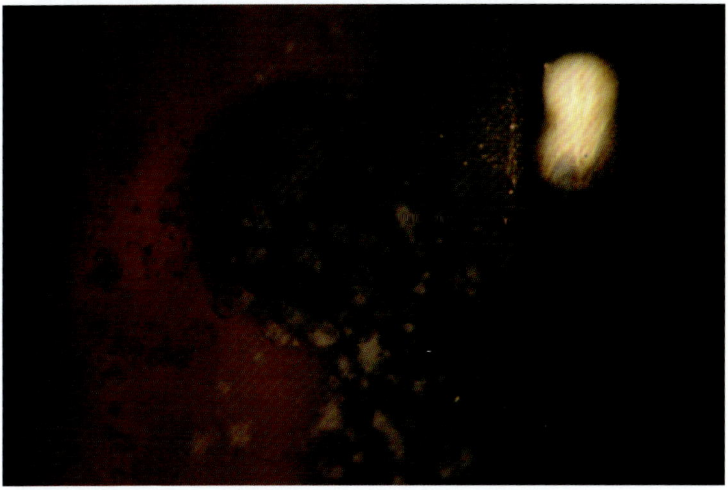

图 10–5　颗粒状角膜营养不良。在前部基质中可见灰白面包屑状混浊。

治疗 角膜上皮糜烂可以通过润滑剂和绷带镜来治疗。角膜混浊灶很少造成显著的视力降低。如果视力下降,可以进行表层角膜切除术或 PTK;更深的病变可行板层或穿透性角膜移植术。而 GCD1 通常不需要手术干预。GCD1 可在移植物中复发。

Avellino 角膜营养不良 GCD2 是颗粒状角膜营养不良的一种亚型(见前文),它同时表现出颗粒状角膜营养不良和格子状角膜营养不良的特征。

体征和症状 特征为角膜前部基质的灰白色颗粒状混浊、后部基质为折光性线状混浊和前间质雾状混浊。通常先出现颗粒状混浊,然后是格子状改变,最后是雾状改变。常出现角膜上皮糜烂。

检查 裂隙灯检查通常足以识别 GCD2。行组织病理学检查,Masson 三色染色和刚果红染色均为阳性。电子显微镜同时显示 GCD1 和 LCD 的两种特征表现。

遗传特征 常染色体显性遗传。

相关基因 TGFBI(5q31)。

治疗 治疗方法与 GCD1 和 LCD 类似。角膜上皮糜烂可以通过润滑剂和绷带镜来控制。浅表混浊可通过表层角膜切除术或 PTK 进行治疗。更深的病变可以行板层或穿透性角膜移植术。角膜移植术后,移植物中可发生复发。

非转化生长因子 β 诱导的角膜营养不良

斑块状角膜营养不良(MCD) MCD 的特征是角膜基质内的糖胺聚糖(或称黏多糖)沉积。

体征和症状 患者在 10 岁之前角膜就可出现病变,表现为中央区角膜基质的磨玻璃样外观,随着病情的进展向周边蔓延(图 10-6)。患者在 20~30 岁时,视力往往会受到严重影响。疾病进展过程中会出现畏光等眼部刺激症状。

检查　裂隙灯检查通常足以确诊,但该病早期的表现可能与颗粒状角膜营养不良相似。组织病理学检查显示糖胺聚糖沉积,可以用阿尔新蓝染色(Alcian blue)和胶体铁染色显现。电镜显示角质细胞内的糖胺聚糖沉积。

遗传特征　常染色体隐性遗传。

相关基因　CHST6 基因(16q22)。

治疗　可以用有色隐形眼镜来控制畏光症状。角膜上皮糜烂可以通过润滑剂和绷带镜控制。浅表混浊可通过表层角膜切除术或 PTK 治疗。更深的病变可行板层或穿透性角膜移植术。在角膜移植术后,移植物中可发生复发。

施耐德结晶状角膜营养不良 (SCD)　SCD 是一种基质

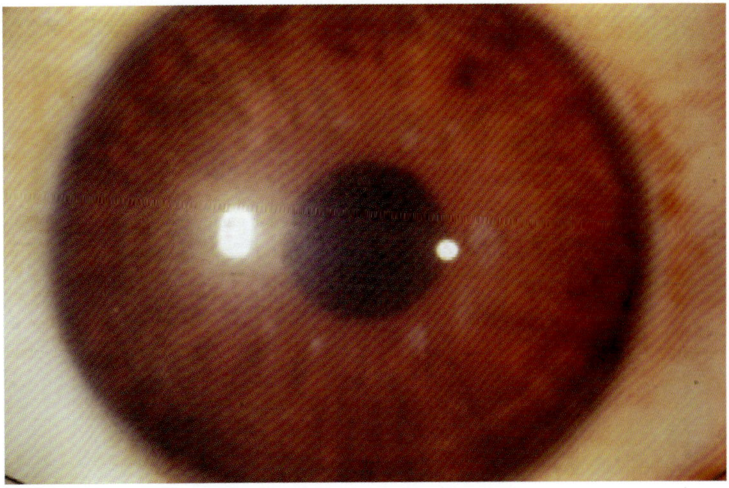

图 10-6　斑块状角膜营养不良。图中显示中央区角膜基质的磨玻璃样外观。

型角膜营养不良，其特征是由细小胆固醇结晶组成的圆盘状混浊(图 10–7)。

体征和症状 儿童时期发病。患者在 30~40 岁时，通常出现角膜基质弥漫性雾状混浊和角膜知觉减退。该病与高胆固醇血症相关，但其严重程度与高胆固醇血症的严重程度无关。因此，它可能提示局部脂质代谢异常。

检查 裂隙灯检查通常足以确诊。行组织病理学检查，异常沉积的脂质可被油红 O 染色显现，也可能会有 Bowman 层的局部或完全破坏。有必要通过血脂检查来评估高脂血症。

遗传特征 常染色体显性遗传。

相关基因 UBIAD1 (1p36)。

治疗 疾病早期仅有轻度视力损害，但后期可能需要板层或穿透性角膜移植术。胆固醇结晶可能会在移植物中复发。

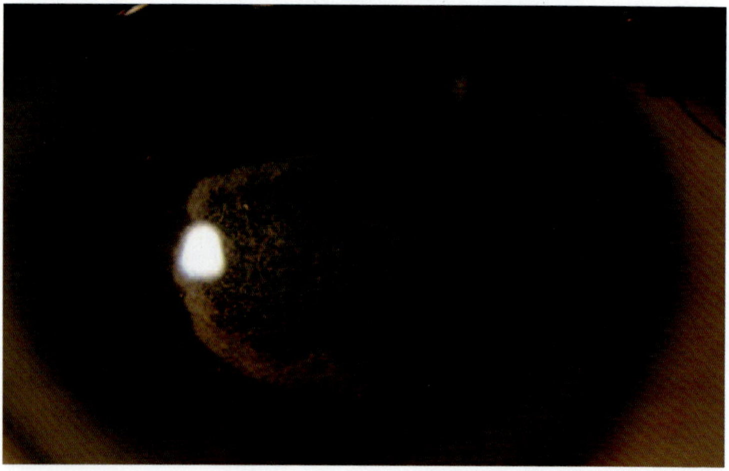

图 10–7 施耐德结晶状角膜营养不良。角膜中心区可见一个由细小胆固醇结晶组成的圆盘状混浊。

先天性基质角膜营养不良(Congenital Stromal Corneal Dystrophy,CSCD)　CSCD 是一种罕见的角膜营养不良,患者出生即表现为双侧角膜雾状混浊伴雪花状混浊灶。该病被认为是基质纤维化紊乱的结果。

体征和症状　出生时即出现角膜混浊,可致形觉剥夺性弱视和知觉性眼球震颤。上皮糜烂罕见。

检查　裂隙灯检查可显示角膜混浊。组织病理学检查显示角膜基质内排列紊乱的胶原纤维。整个角膜基质内的胶原纤维异常短小。

遗传特征　常染色体显性遗传。

相关基因　DCN (12q21.33)。

治疗　因该病可致形觉剥夺性弱视,通常应尽早行穿透性角膜移植术。虽然 CSCD 在移植物中不会复发,但术后视力很少超过 20/200。

Fleck 角膜营养不良(FCD)　FCD 是一种轻度的角膜营养不良,包括贯穿整个角膜基质的细微、扁平、灰白色的异常沉积。

体征和症状　因为它很少有症状,通常是偶然被发现的,需要用裂隙灯对角膜做仔细的检查。

检查　裂隙灯检查通常足以确诊这种疾病。组织病理学检查显示散在的含过量糖胺聚糖和脂质异常沉积的基质细胞。这些沉积物可分别用阿尔新蓝染色(Alcian blue)和油红 O 染色来显示。

遗传特征　常染色体显性遗传。

相关基因　PIP5K3 (2q35)。

治疗　因患者无症状,一般不需治疗。

后弹力层前角膜营养不良(PDCD) PDCD的特征是角膜后部基质的细小、灰色点状混浊。

体征和症状 患者通常在20岁后被偶然发现患病。患者的视力一般都很正常。

检查 裂隙灯检查通常足以确诊该疾病。组织病理学检查可显示异常的含有过碘酸-雪夫(PAS)染色阳性物质和脂质的角膜基质细胞。

遗传特征 未知。

遗传基因 未知。

治疗 因患者通常无症状,不需任何治疗。

角膜后弹力层和内皮层

Fuchs角膜内皮营养不良(FECD) FECD是一种进展缓慢的疾病,以滴状角膜、角膜内皮细胞功能障碍和角膜水肿为特征。

体征和症状 通常在40~50岁出现中央区角膜滴状物(guttae,拉丁语guttata)。疾病早期患者通常无症状。随着病情的缓慢发展,滴状物可能向周边扩散,而后弹力层增厚,呈现金属锤纹样外观。患者通常主诉晨起时较重的视物模糊。异常的后弹力层和角膜内皮细胞功能障碍可导致角膜水肿,从后部水肿(基质水肿)进展为前部水肿(上皮微小囊泡样水肿和上皮大疱)。疾病的晚期可发生角膜基质混浊和角膜上皮下纤维化。

该病也存在早发型,患者在10岁以内即出现滴状物。早发型患者与晚发型一样进展缓慢,但因发病较早,角膜失代偿的发生也较早。

检查　裂隙灯检查通常足以确诊。角膜后部反光照明法可较好地显示滴状物(图 10-8)。角膜厚度测量可用于确定角膜水肿的基线状态,以便随访时观察角膜水肿的进展。角膜内皮显微镜可以突显滴状突起、内皮细胞异形性、大小不一和密度降低。这些发现也可以在共聚焦显微镜上观察到。组织病理学检查显示后弹力层增厚,被纤维组织包围的滴状赘疣,内皮细胞密度降低。

遗传特征　没有明确的遗传模式,在某些家族中呈常染色体显性遗传。

相关基因　经典 FECD 可能为 SLC4A11,早发型 FECD 为 COL8A2(1p34.3 至 p32.3,L450W 和 Q455K 突变)。

治疗　在 FECD 的早期阶段,患者通常无症状。高渗盐水滴眼液可帮助缓解如轻度水肿和晨起视力模糊等早期症

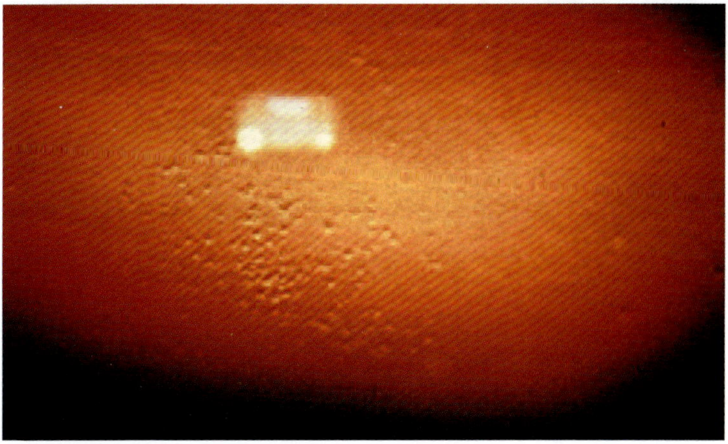

图 10-8　Fuchs 角膜内皮营养不良。在角膜后部反光照明下可见角膜滴状物。

状。各种形式的角膜移植被认为是 FECD 的最终治疗方法，但尚不清楚是否会发生 FECD 在移植物中的复发。虽然过去常用的术式为穿透性角膜移植术，但现在通常施行后部板层角膜移植，如角膜后弹力层剥除联合深板层内皮移植术（DSEK）和后弹力层角膜内皮移植术（DMEK），新术式的术后视力恢复更快、眼球结构更完整、散光更小和远期视力更好。虽然 DSEK 术后的长期数据多于 DMEK，但迄今为止，这两种术式都显示了非常好的术后角膜透明率和移植片存活率。

后部多形性角膜营养不良（PPCD）

PPCD 是一种高度可变的疾病，其特征是后弹力层的“蜗牛爬痕”样和囊泡样病变，角膜内皮细胞的生长和增殖方式与上皮细胞相似（图 10–9）。

体征和症状　患者通常在 10~30 岁体检时偶然发现患病。但在某些情况下，病变具有侵袭性，表现为视力下降、角膜失代偿和青光眼。该病有 3 种典型的病变：囊泡样病变、带有扇形边界的“蜗牛爬痕”样病变和角膜后弹力层水平的弥漫性混浊。也可以见虹膜周边前粘连，这是由于异常的角膜内皮细胞移行至小梁网所致。

检查　裂隙灯检查通常足以识别该病。必须对青光眼进行监测。组织病理学检查显示病变区扁平、分层的异常内皮细胞。

遗传特征　常染色体显性遗传。

相关基因　PPCD1 到未知基因（20p11.2 至 q11.2），PPCD2 到 COL8A2（1p34.3 至 p32.3），PPCD3 到 ZEB1（10p11.2）。

治疗　大多数患者无症状。对于表现为侵袭性疾病的患者，应采取适当的方法治疗青光眼。极少数情况下，角膜混浊

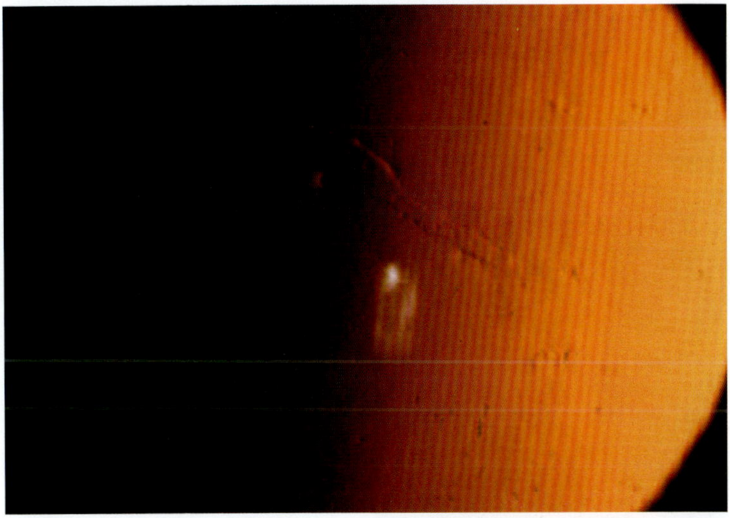

图 10-9　后部多形性角膜营养不良。后弹力层水平出现的“蜗牛爬痕”样病变。

需要行穿透性角膜移植术。PPCD 可在角膜移植术后随角膜后膜状病变的发展而复发，现有的治疗方法难以应对。

先天遗传性角膜内皮营养不良 I 型(CHED1)

CHED1 是一种罕见的疾病，其特征是出生后发生的角膜混浊(通常在 9~15 月龄)，保持稳定或缓慢进展(图 10-10)。

体征和症状　畏光和流泪症状通常发生在角膜混浊之前，也可为就诊时的症状。角膜混浊和角膜增厚往往发生在出生后 1 年左右。患者的视力通常保持在 20/60 至 20/400 之间，一般不发生眼球震颤。

检查　全面的眼部检查是必要的。角膜厚度测定(CHED1 患者异常增厚)有助于该病与婴儿期其他原因引起

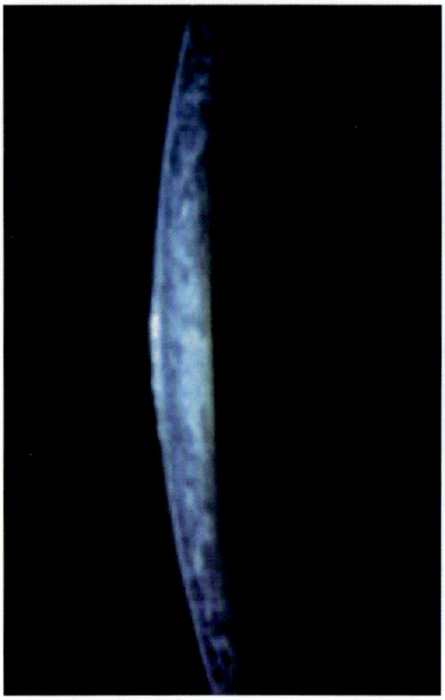

图 10-10 先天遗传性角膜内皮营养不良。可见角膜混浊和增厚。

的角膜混浊相鉴别(如黏多糖病,其角膜厚度正常)。与青光眼的鉴别也是必要的,特别是在未发生角膜混浊时先出现了流泪和畏光的症状时。因此,眼压测量很有必要。组织病理学检查显示角膜内皮细胞减少、退化或缺失。基质厚度通常为正常值的 2~3 倍,板层状结构排列紊乱。有些病例表现为上皮下的纤维化和钙化。

遗传特征 常染色体显性遗传。

相关基因 未知基因(20p11.2 至 q11.2)。

治疗 角膜混浊可行穿透性角膜移植术(PK)治疗,但考虑到发病后角膜混浊一般保持稳定,由于儿童 PK 发生并发症的风险更大,可延迟或尽量避免进行手术。角膜内皮移植术已成为这类儿童患者视觉康复的新选择,与 PK 相比风险更低。

先天遗传性角膜内皮营养不良Ⅱ型(CHED2)

CHED2 是一种罕见的角膜营养不良,其特征是出生时由于角膜内皮细胞异常或缺失而导致的角膜混浊。

体征和症状 患者通常在出生后的 1 周至 6 个月内表现为角膜基质的灰蓝色雾状混浊。由于角膜混浊发生较早,患者常出现眼球震颤。

检查 全面的眼部检查是必要的。在角膜厚度测量时通常显示病变角膜明显增厚。与青光眼的鉴别很重要,因此须行眼压测量。组织病理学检查显示角膜内皮细胞减少、退化或缺失。角膜基质厚度通常为正常值的 2~3 倍,板层结构排列紊乱,一些病例表现为角膜上皮下的纤维化和钙化。

遗传特征 常染色体隐性遗传。

相关基因 SLC4A11 (20p13)。

治疗 角膜混浊可以用穿透性角膜移植术(PK)来处理。由于在出生时就发生角膜混浊,PK 通常在生后的 2~3 年内进行。因此,角膜植片的存活率低、并发症多(如白内障和青光眼)。尽管该病的角膜基质排列紊乱,施行角膜内皮移植术可能获益更多,但目前相关研究数据有限。

参考文献

1. Cogan DG, Donaldson DD, Kuwabara T, Marshall D. Microcystic dystrophy of the corneal epithelium. *Trans Am Ophthalmol Soc.* 1964;63:213-225.
2. Cogan DG, Kuwabara T, Donaldson DD, Collins E. Microscopic dystrophy of the cornea. A partial explanation for its pathogenesis. *Arch Ophthalmol.* 1974;92(6):470-474.
3. Guerry DuP. Fingerprint-like lines in the cornea. *Am J Ophthalmol.* 1950;33(5):724-726.
4. Burns RP. Meesmann's corneal dystrophy. *Trans Am Ophthalmol Soc.* 1968;66:530-636.

5. Kuwabara T, Ciccarelli EC. Meesmann's corneal dystrophy. A pathological study. *Arch Ophthalmol.* 1964;71(5):676-682. doi:10.1001/archopht.1964.00970010692015.
6. Lisch WB, Büttner A, Offner F, et al. Lisch corneal dystrophy is genetically distinct from Meesmann corneal dystrophy and maps to xp22.3. *Am J Ophthalmol.* 2000;130(4):461-468.
7. Akiya S, Ito I, Matsui M. Gelatinous drop-like dystrophy of the cornea: light and electron microscopic study of superficial stromal lesion. *Jpn J Clin Ophthalmol.* 1972;26:815.
8. Weber FL, Babel J. Gelatinous drop-like dystrophy. *Arch Ophthalmol.* 1980;98(1):144-148.
9. Küchle M, Green WR, Volcker HE, Barraquer J. Reevaluation of corneal dystrophies of Bowman's layer and the anterior stroma (Reis-Bücklers' and Thiel-Behnke types): a light and electron microscopic study of eight corneas and a review of the literature. *Cornea.* 1995;14(4):333-354.
10. Perry HD, Fine BS, Caldwell DR. Reis-Bücklers' dystrophy. A study of eight cases. *Arch Ophthalmol.* 1979;97(4):664-670.
11. Dubord PJ, Krachmer JH. Diagnosis of early lattice corneal dystrophy. *Arch Ophthalmol.* 1982;100(5):788-790.
12. François J, Fehér J. Light microscopy and polarization optical study of the lattice dystrophy of the cornea. *Ophthalmologica.* 1972;164(1):1-18.
13. Bowen RA, Hassard DT, Wong VG, DeLellis RA, Glenner GG. Lattice dystrophy of the cornea as a variety of amyloidosis. *Am J Ophthalmol.* 1970;70(5):822-825.
14. Akiya S, Brown SI. Granular dystrophy of the cornea. Characteristic electron microscopic lesion. *Arch Ophthalmol.* 1970;84(2):179-192.
15. Sornson ET. Granular dystrophy of the cornea. An electron microscopic study. *Am J Ophthalmol.* 1965;59:1001-1007.
16. Holland EJ, et al. Avellino corneal dystrophy. Clinical manifestations and natural history. *Ophthalmology.* 1992;99(10):1564-1568.
17. Jones ST, Zimmerman LE. Histopathologic differentiation of granular, macular, and lattice dystrophies of the cornea. *Am J Ophthalmol.* 1961;51:394-410.
18. SundarRaj N, Barbacci-Tobin E, Howe WE, Robertson SM, Limetti G. Macular corneal dystrophy: immunochemical characterization using monoclonal antibodies. *Invest Ophthalmol Vis Sci.* 1987;28(10):1678-1686.
19. Rodrigues MM, Kruth HS, Krachmer JH, Willis R. Unesterified cholesterol in Schnyder's crystalline dystrophy of the cornea. *Am J Ophthalmol.* 1987;104(2):157-163.
20. Weiss JS, Rodrigues M, Rajagopalan S, Kruth H. Schnyder's corneal dystrophy: clinical, ultrastructural, and histochemical studies. *Ophthalmology.* 1992;99(7):1072-1081. doi:10.1016/S0161-6420(92)31848-2.
21. Witschel H, Fine BS, Grützner P, McTigue JW. Congenital hereditary stromal dystrophy of the cornea. *Arch Ophthalmol.* 1978;96(6):1043-1051.
22. Purcell JJJ, Krachmer JH, Weingeist TA. Fleck corneal dystrophy. *Arch Ophthalmol.* 1977;95:440-444.
23. Dunn SP, Krachmer JH, Ching SST. New findings in posterior amorphous

corneal dystrophy. *Arch Ophthalmol*. 1984;102:236-239.
24. Curran RE, Kenyon KR, Green WR. Pre-Descemet's membrane corneal dystrophy. *Am J Ophthalmol*. 1974;77:711-716.
25. Adamis AP, et al. Fuchs' endothelial dystrophy of the cornea. *Surv Ophthalmol*. 1993;38:149-168.
26. Hogan MJ, Wood I, Fine M. Fuchs' endothelial dystrophy of the cornea. *Am J Ophthalmol*. 1974;78:363-383.
27. Waring GO, Rodrigues MM, Laibson PR. Corneal dystrophies. II. Endothelial dystrophies. *Surv Ophthalmol*. 1978;23:147-168.
28. Krachmer JH. Posterior polymorphous corneal dystrophy: a disease characterized by epithelial-like endothelial cells which influence management and prognosis. *Trans Am Ophthalmol Soc*. 1985;83:413-475.
29. Maumenee AE. Congenital hereditary corneal dystrophy. Am J Ophthalmol. 1960;50:1114-1124.
30. Judisch GF, Maumenee IH. Clinical differentiation of recessive congenital hereditary endothelial dystrophy and dominant hereditary endothelial dystrophy. Am J Ophthalmol. 1978;85:606-612.
31. Vithana EN, et al. Mutations in sodium-borate cotransporter SLC4A11 cause recessive congenital hereditary endothelial dystrophy (CHED2). Nat Genet. 2006;38;755-757.

第 11 章

角膜扩张性疾病

圆锥角膜

圆锥角膜(KCN)是一种双侧角膜中央或旁中央区的变薄前凸疾病,其会导致不规则散光进行性发展,有时还会形成瘢痕(图 11-1)。

体征和症状 年轻患者表现为散光逐渐增加,难以用眼镜和接触镜矫正。

检查 疾病早期可发现视网膜检影镜检影异常(出现剪动性红光反射)。裂隙灯检查可见角膜中央区扩张、深基质的应力线(Vogt 线)和锥体周围的铁质沉着(Fleischer 环)。随着疾病的进展,后弹力层可发生破裂,导致急性角膜水肿(急性圆锥,hydrops)。角膜地形图和角膜断层扫描可以确认角膜下部变陡和对应位置的角膜变薄。

治疗 可以用框架眼镜或角膜接触镜来矫正视力。如果不能达到较好的视力,则可行角膜基质环植入术(如 Intacs)

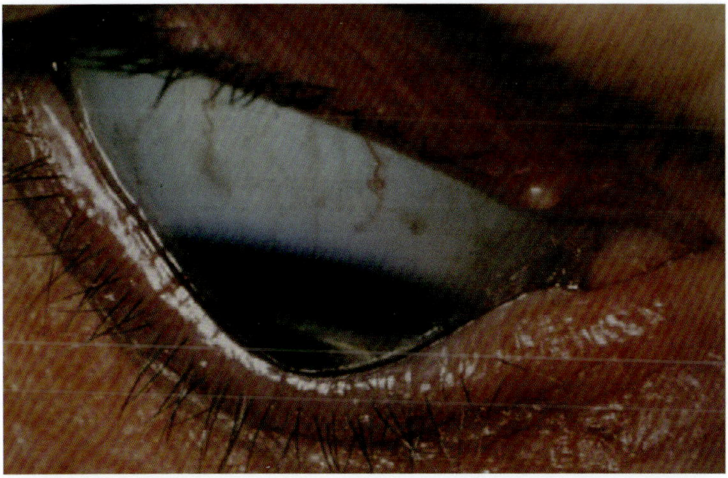

图 11-1　圆锥角膜。裂隙灯照片显示向下方注视时下睑的 V 形变化(Munson 征)。

来使角膜中央变平。角膜胶原交联术在阻止角膜扩张的进展方面显示效果。如果病情进展,可行角膜移植(前部深板层角膜移植术或穿透性角膜移植术)以改善视力。

透明性边缘角膜变性

透明性边缘角膜变性(PMD)是一种罕见的角膜扩张性疾病。与 KCN 相似,PMD 表现为角膜的前凸和变薄。但与 KCN 不同,PMD 角膜变薄的位置在前凸顶点的下方,而 KCN 角膜变薄的位置和前凸顶点相一致(图 11-2)。

体征和症状　患者表现为散光逐渐增加,难以用眼镜

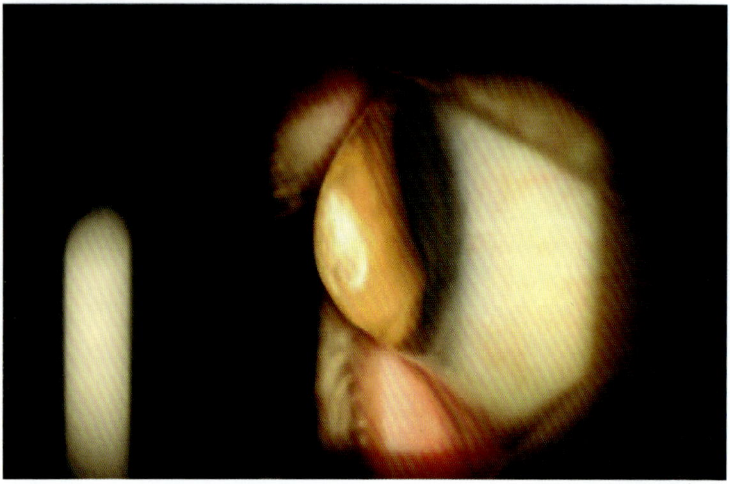

图 11-2 透明性边缘角膜变性。角膜前凸位置高于下方角膜变薄的区域。

矫正。

检查 裂隙灯检查可见角膜前凸,下方局灶变薄。角膜地形图和角膜断层扫描检查可显示其典型的“蟹钳”样形态分布。

治疗 旨在用眼镜或角膜接触镜获得较好的视力,但对PMD患者很难实现。角膜变薄区的位置偏下,角膜移植手术需要更大的角膜植片,其成功率低于KCN。角膜胶原交联术在阻止扩张进展方面显示了希望,但PMD患者施行角膜胶原交联术的文献有限。

球形角膜

一种罕见的、双眼发病的、全角膜均匀变薄和扩张的疾

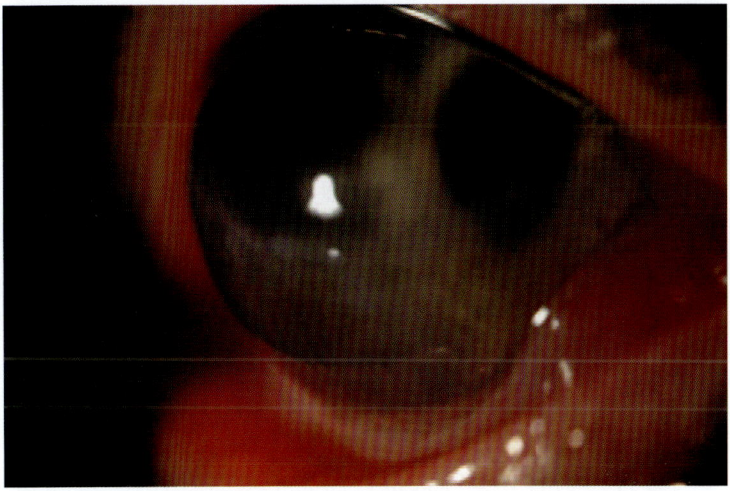

图 11–3　球形角膜。图示角膜周边变薄和新生血管、前房极深。

病，通常在出生时即出现（图 11–3）。

体征和症状　表现为视力不佳，需要用框架眼镜或角膜接触镜进行矫正。

检查　裂隙灯检查足以诊断这种疾病，表现为全角膜均匀变薄和扩张，前房极深。该病常与 Ehlers–Danlos 综合征有关，因此如果儿童患该病，应进行全身性检查。

治疗　由于这类患者的全角膜变薄，PKP 的预后较差。患眼会发生自发性破裂，因此在患者年幼时便应教育其保护眼睛的重要性。

屈光手术后角膜扩张

角膜扩张是屈光手术的一种少见并发症，特别是有诸如角膜扩张风险评分系统(ERSS)等指南对术前筛选患者进行指导。由于 LASIK（须制作角膜瓣）改变的角膜组织大于 PRK，报道 LASIK 术后发生的角膜扩张比 PRK 多，但仍少见,据估计为 0.66%。

体征和症状 屈光手术后角膜扩张通常发生在手术后的1~12 个月。患者可能会主诉术眼的裸眼视力下降,以及无法用眼镜矫正至正常。

检查 裂隙灯检查可能会发现角膜变薄和(或)前凸。角膜地形图可显示不规则散光,通常表现为下方变陡。角膜断层扫描可显示角膜后部前凸，与角膜最大变薄的位置相一致。

治疗 通过仔细筛选拟行屈光手术的患者来预防手术后角膜扩张更为重要。角膜扩张的危险因素包括地形图异常、残余基质床的厚度值较低(可在术前通过角膜瓣厚度和屈光度相关的消融量来预估)、年龄较小和术前角膜厚度值较低。ERSS 等风险评分可以帮助临床医师将这些凭经验确定的风险因素纳入决策。外科医师通常会将残余基质床厚度的下限保持在 250~300μm。可能会增加预留角膜厚度值,以允许将来行二次手术。如果通过检查确诊为术后角膜扩张,可以先尝试用硬性角膜接触镜来矫正不规则散光。对术后角膜厚度足够的患者,一些临床医师可以考虑行角膜胶原交联术,以限制扩张的进展。如果不适用这些治疗措施或无明显效果,为了恢复视力,可能需要行前部板层角膜移植或穿透性角膜移植术。

参考文献

1. Pallikaris IG, Kymionis GD, Astyrakakis NI. Corneal ectasia induced by laser in situ keratomileusis. *J Cataract Refract Surg.* 2001;27(11):1796-802. doi:10.1016/S0886-3350(01)01090-2.
2. Randleman JB, Trattler WB, Stulting RD. Validation of the Ectasia Risk Score System for preoperative laser in situ keratomileusis screening. *Am J Ophthalmol.* 2008;145(5):813-818. doi:10.1016/j.ajo.2007.12.033.

第 12 章

外 伤

热烧伤

人体在高温下暴露会导致眼睑、结膜和角膜的炎症和瘢痕(图 12–1)。

体征和症状 眼睑皮肤烧伤、结膜充血、球结膜水肿、结膜缺损、上皮烧灼、巩膜变薄或穿孔、角膜上皮缺损、角膜雾状混浊、虹膜睫状膜炎。

检查 行外眼和裂隙灯检查,以评估损伤的程度。

治疗 坏死组织清创、润滑剂、睑裂缝合、羊膜移植、抗生素软膏、睫状体麻痹以缓解疼痛,慎用局部皮质类固醇(有助于预防睑球粘连的形成,但不利于角膜愈合)。

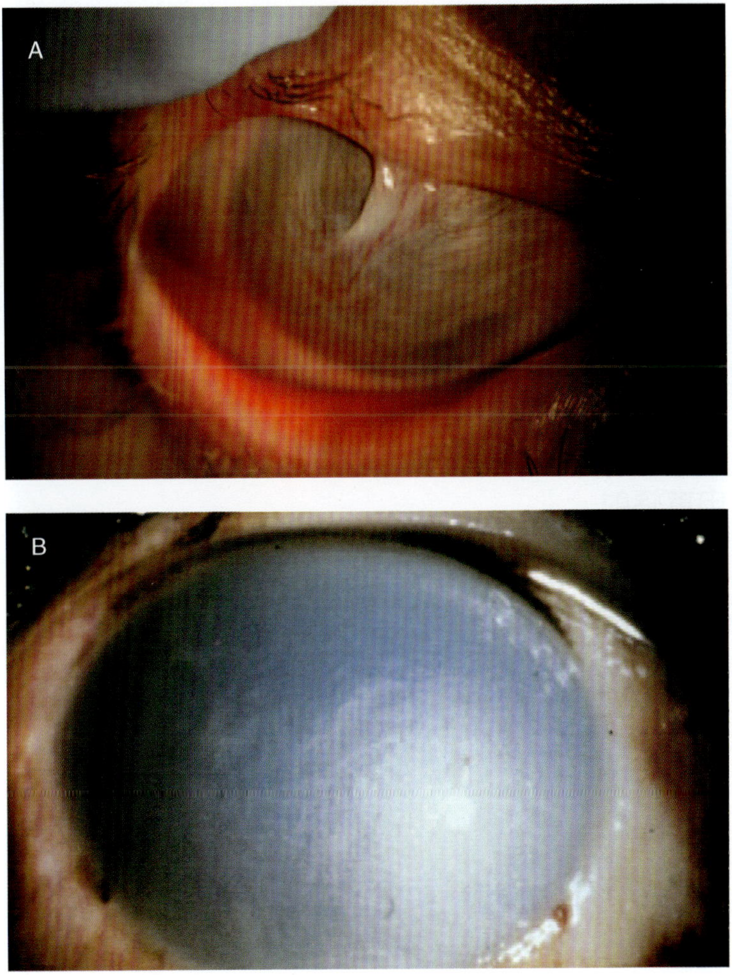

图 12-1　热烧伤。(A)图示角膜结膜化。(B)图示弥漫性角膜雾状混浊。

辐 射 伤

紫外线辐射

紫外线辐射可在暴露数小时后引起角膜上皮损伤。

体征和症状 异物感、畏光，点状角膜上皮糜烂，特别是在睑裂区。

检查 应行辅以荧光素染色的裂隙灯检查。

治疗 一般为自限性。可以通过使用不含防腐剂的人工泪液、软膏和睫状肌麻痹剂来缓解症状。

电离辐射

暴露于X射线、放射性同位素和核爆炸等电离辐射，可通过直接的细胞毒性、DNA突变和血管辐射伤所致的缺血而引起组织破坏。

体征和症状 球结膜水肿、结膜瘢痕形成、点状角膜上皮糜烂、放射性坏死、伤口愈合不良。

检查 行外眼和裂隙灯检查，以评估损伤的程度。

治疗 人工泪液、抗生素药膏、绷带镜、睑裂缝合、结膜瓣遮盖、羊膜移植、角膜缘干细胞移植。

化 学 伤

碱烧伤

碱化合物因具有容易穿透角膜基质的能力，可造成快速和广泛的组织破坏。

体征和症状　结膜充血、球结膜水肿、角膜上皮缺损、角膜雾状混浊、角膜缘缺血、角膜融解或穿孔伴虹膜或晶状体的损伤、虹膜睫状体炎。

检查　行外眼和裂隙灯检查,以评估损伤的程度。

治疗　立即用生理盐水或自来水冲洗,直到 pH 值中和至 7(冲洗后等待 5~10 分钟重新测试 pH 值),并从眼中去除有毒颗粒物质或异物。对于轻症患者,可根据需要使用无防腐剂的人工泪液、局部抗生素软膏、睫状体麻痹剂和降眼压药; 口服多西环素和局部乙酰半胱氨酸可降低胶原酶活性; 口服高剂量维生素 C;如果有明显的炎症,可考虑局部使用皮质类固醇(但可增加角膜融化的风险)。对于严重病例,局部使用 10%柠檬酸钠,清创坏死组织,考虑绷带镜、羊膜移植、睑裂缝合、氰基丙烯酸胶粘合或角膜移植修补穿孔。可能需要角膜缘干细胞移植、角膜移植或人工角膜移植。

酸烧伤

酸性物质也会引起烧伤, 但由于组织的自然缓冲能力,加上蛋白质的沉淀可作为酸性物质进一步渗透的屏障,其损伤程度弱于碱性物质。临床表现和治疗方法与碱烧伤类似。

药物毒性

局部眼药中含有的化合物可导致上皮性角膜病变。常见的毒性药物成分包括苯扎氯铵、氨基糖苷类药物、抗病毒药物、青光眼药物和局部麻醉药。

体征和症状　异物感、结膜充血、结膜或角膜点状上皮糜烂、角膜乳头和滤泡,严重病例可出现角膜无菌性浸润。

检查 荧光素染色辅以裂隙灯检查。

治疗 停用可能的毒性药物,用不含防腐剂的人工泪液或软膏进行眼表润滑。

植物性外伤

植物性异物对眼表造成的损伤。

体征和症状 异物感、结膜充血、上皮缺损、基质浸润。

检查 行荧光素染色辅助的裂隙灯检查,并翻转冲洗结膜穹隆以确认是否有异物。

治疗 立即冲洗和清除异物,局部使用睫状肌麻痹剂,预防性使用抗生素。避免局部使用激素,因为激素容易诱发真菌感染。

机械性外伤

结膜下出血

结膜下出血可由外伤、Valsalva 动作、服用抗凝药物引起,有时病因不明(图 12-2)。

体征和症状 无痛性眼红(通常呈扇形)。

检查 如有外伤史,应排除穿通伤。如反复发作,应行全身检查以评估凝血功能、高血压和糖尿病等。

治疗 一般在 1~2 周内自行好转。。

结膜裂伤

结膜裂伤通常由外伤引起。

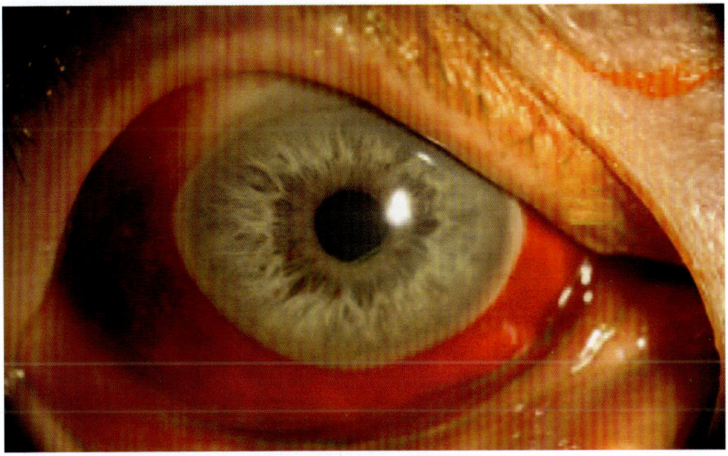

图 12-2　结膜下出血。结膜下方可见血液。

体征和症状　眼红、异物感、疼痛。

检查　行裂隙灯检查，并用棉签或无菌镊来排除深部损伤。如果在裂隙灯下无法确定损伤的程度，应考虑在手术室显微镜下球结膜环状切开探查。

治疗　因大多数结膜裂伤可自行愈合，局部可应用抗生素药膏镇痛。如果裂伤较大（>1.5cm），应考虑用 8-0 缝线缝合。

结膜异物

异物可卡在结膜上，最常见部位是在下穹隆或上眼睑内。

体征和症状　异物感、眼红、流泪。

检查　翻开眼睑，冲洗和棉签清扫上、下穹隆寻找异物，用荧光素染色确认嵌入眼睑下异物引起的角膜擦伤。

治疗　用无菌的镊子或皮下注射针头清除异物。对非常深部的包裹异物，如不是植物性质，也不会造成炎症反应的，可暂不取出，随访观察。

角膜异物

角膜异物为角膜内嵌入异物（图 12-3）。

体征和症状　疼痛、异物感、眼红、流泪。

检查　应行裂隙灯检查以确认异物和嵌入深度，进行 Seidel 试验评估是否发生了穿孔。

治疗　表浅异物可用无菌镊子或棉签轻轻去除。如果异物伸入前房，则需在手术室内取出。如果异物为金属并形成锈环，需用皮下注射器针头或角膜磨钻去除，尽量减少组织的破坏（减少瘢痕形成），避免穿孔。治疗潜在的角膜擦伤。

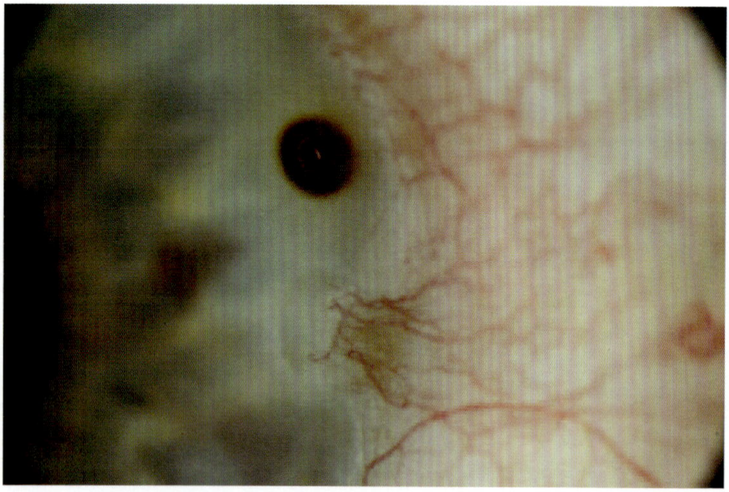

图 12-3　角膜异物。带有锈环的金属性角膜异物。

角膜擦伤

角膜上皮缺损,可由创伤、暴露、感染或炎症引起。

体征和症状 疼痛、异物感、流泪、畏光。

检查 行荧光素染色辅助的裂隙灯检查,并翻开眼睑以排除异物。

治疗 可用抗菌素软膏、局部睫状肌麻痹剂。应清创去除松散的角膜上皮以促进愈合,局部应用非甾体抗炎药或绷带镜来缓解疼痛。

角膜裂伤

部分或全层的角膜缺损,通常是外伤所致(图 12-4)。

体征和症状 疼痛、液体涌出、浅前房、角膜伤口 Seidel

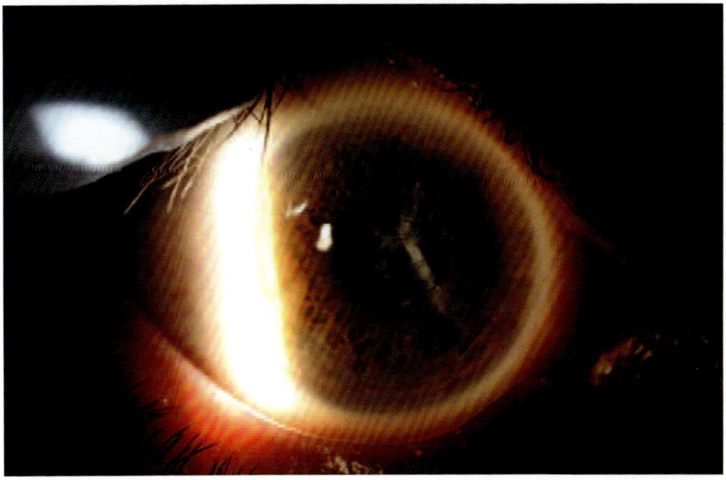

图 12-4 角膜裂伤。用 10-0 尼龙缝线缝合的角膜裂伤。

试验阳性、瞳孔变形、眼内容物脱出、晶体囊膜损伤、视力差。

检查 完成全身和眼部检查以确定损伤的程度，行 Seidel 试验、眼眶 CT 扫描以评估球内异物。避免行任何对眼球施压的动作，如眼压检查、房角镜检查、超声检查、被动牵拉试验或巩膜顶压检查等。

治疗 防护眼罩、镇痛、止吐药、预防性全身使用抗生素（氟喹诺酮类药物具有最佳的眼部穿透性）、预防破伤风。手术缝合应在 24 小时内进行，主要目标是闭合眼球。如果是自闭性伤口，可不缝合或延迟缝合。恢复视力是次要目标（无论是在一期手术还是后续手术）。如果损伤严重、已无恢复视力的可能性，应考虑行眼球摘除术（一期手术或在 14 天之内的二期手术）以预防交感性眼炎。

参考文献

1. Wagoner MD. Chemical injuries of the eye: current concepts in pathophysiology and therapy. *Surv Ophthalmol*. 1997;41(4):275-313.
2. Westekemper H, Figueiredo FC, Siah WF, Wagner N, Steuhl KP, Meller D. Clinical outcomes of amniotic membrane transplantation in the management of acute ocular chemical injury. *Br J Ophthalmol*. 2017;101(2):103-107. doi: 10.1136/bjophthalmol-2015-308037.
3. Vora GK, Haddadin R, Chodosh J. Management of corneal lacerations and perforations. *Int Ophthalmol Clin*. 2013;53(4):1-10. doi: 10.1097/IIO.0b013e3182a12c08.
4. Mannis MJ, Holland EJ, eds. *Cornea*. 4th ed. Edinburgh, Scotland: Elsevier Inc; 2016.

第13章

手　术

角膜移植术

穿透性角膜移植术(PKP)

PKP是指用供体角膜替代全厚受体角膜的移植手术(图13-1A)。

适应证　PKP有多种适应证,包括角膜混浊、角膜形态不规则、加固变薄的角膜及角膜感染。

术前评估　对拟行PKP患者的评估应包括完善病史和眼科检查。眼科检查应包括散瞳后的眼底检查(以避开角膜病灶)。病史应包括现存和既往的眼部疾病、既往施行的手术(如角膜移植)。术前应注意并控制眼压。应确定晶状体的状态,因为有晶状体的患者需要特别注意,以避免术中晶状体破裂。角膜病变的性质会影响移植物的预后。应注意是否有角膜新生血管,如可能的话应进行处理。术前应确定或预估

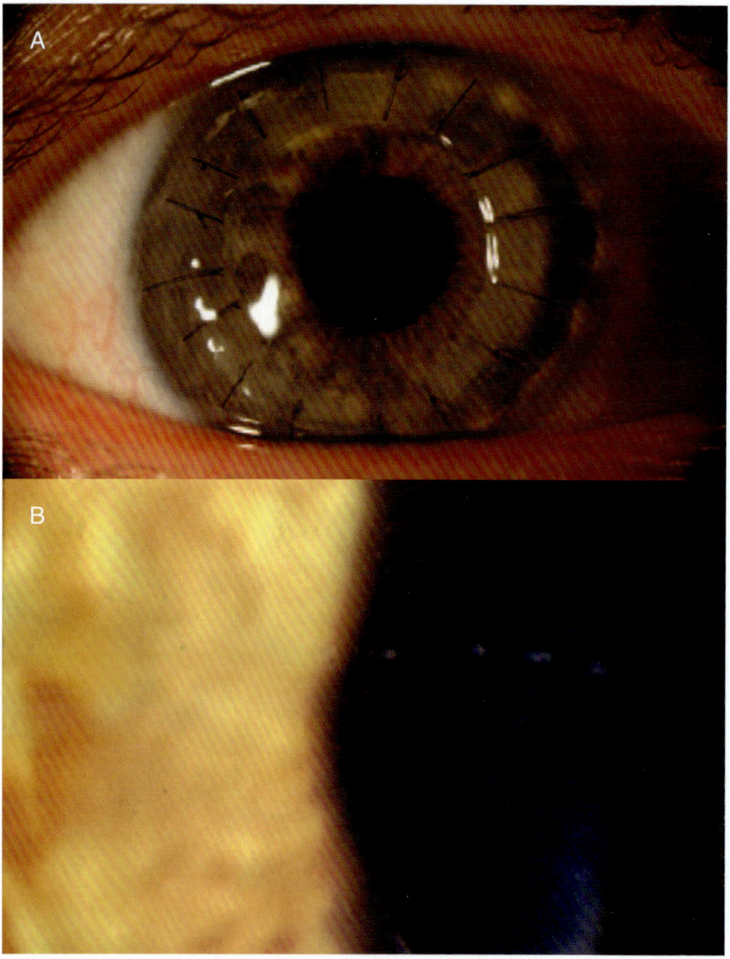

图 13-1 穿透性角膜移植术。(A)穿透性角膜移植术后照片,用 10-0 尼龙缝合线固定植片。(B)在内皮细胞面可见一条排斥线。

所需角膜植片的大小、形状和位置。

术后随访　术后早期，应注意观察角膜上皮缺损、感染和植片排斥反应相关体征（包括图 13-1B 所示的排斥反应线、前房细胞、角化沉淀、新生血管和水肿）。术后晚期随访的重点是通过缝线管理来减少散光和避免植片排斥反应的发生。

并发症　潜在的术中并发症可能包括自然晶状体眼患者的晶状体破裂、后部压力致眼内容物脱出及脉络膜上腔出血（也可导致眼内容物脱出）。术后并发症包括伤口渗漏、持续性角膜上皮缺损、眼压升高、虹膜前粘连、感染、植片衰竭或排斥反应。

前部板层角膜移植术（ALK）

ALK 是指通过用相同厚度的供体角膜组织替换角膜前部基质来治疗角膜基质病变的术式。这种手术一般只在角膜内皮细胞功能正常时才被考虑。最常见的术式是深板层角膜移植术（DALK），术中去除植床范围内全部的角膜基质，只保留后弹力层（DM）和内皮层。

适应证　当角膜深部基质和（或）内皮细胞正常时，ALK 可用于处理角膜基质混浊和（或）变薄。

术前评估　完成病史和眼科检查。评估角膜内皮和后弹力层的情况，包括评估后弹力层是否破裂和内皮细胞是否具有足够的功能。

术后随访　评估角膜上皮缺损和感染情况。应注意植片与植床的贴合情况。术后晚期随访的重点是通过缝合管理来减少散光，避免植片排斥反应的发生。

并发症　DALK 最常见的术中并发症是后弹力层的穿

孔或破裂,可发生在手术过程中的任何一个步骤,但如果需要的话,也很容易转变为PKP。

角膜内皮移植术(EK)

角膜内皮移植术(EK)是指用部分厚度的供体组织替代异常后弹力层和内皮细胞来解决内皮功能障碍的术式。两种最常见的EK形式是角膜后弹力层剥除联合深板层内皮移植术(DSEK;图13-2A)和后弹力层角膜内皮移植术(DMEK;图13-2B)。DSEK是用含一定厚度的角膜基质、DM和内皮层组成的供体植片替代受体患者的DM和内皮层;DMEK是用仅含DM和内皮层的供体植片替代受体患者的DM和内皮细胞。与DSEK相比,DMEK术后视力改善更好、排斥率更低、视力恢复更快,但技术更复杂、植片脱位发生率更高。

适应证 EK可用于治疗角膜内皮营养不良,如Fuchs角膜内皮营养不良、人工晶状体植入术后大疱性角膜病、前房植入物创伤和角膜移植失败(包括PKP和既往的EK)。

术前评估 应进行完善的眼科病史和检查。连续的角膜厚度测量可用于评估角膜水肿的进展。内皮显微镜可用于评估角膜内皮细胞多形性和密度降低。对自然晶状体眼患者和青光眼引流装置植入后的患者来说,DSEK可能比DMEK更合适,因为术中对植片的操作相对容易。白内障患者可考虑行“三联”手术,包括白内障摘除、人工晶状体植入和EK。

术后随访 术后早期应评估患者内皮植片的位置和黏附情况、前房气泡和眼压情况。后期的随访主要集中在角膜透明性和植片排斥反应的监测。

并发症 可能的并发症包括植片脱位或脱离、气泡引起的瞳孔阻滞、手术损伤引起的早期供体植片内皮失代偿、交

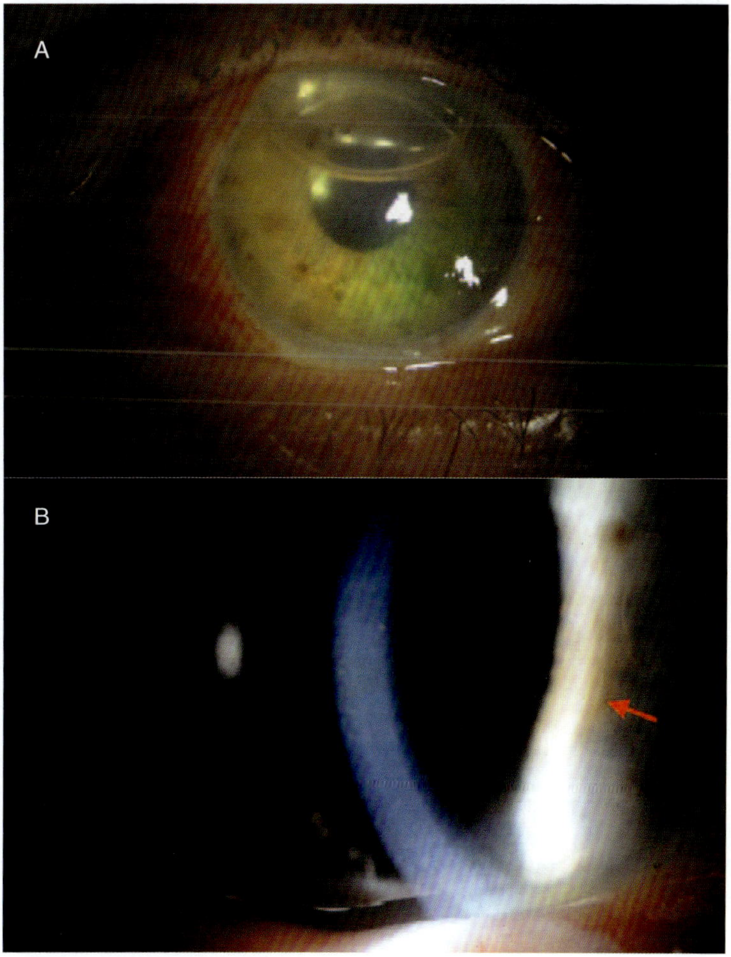

图 13-2 角膜内皮移植术。(A)DSEK 术后第 1 天,前房有气泡,以帮助内皮植片贴附在受体角膜上。(B)裂隙灯显示贴附的 DMEK 植片(红色箭头所示),角膜致密、无水肿。

界面沉积物、屈光改变(多为远视漂移)和植片排斥反应。

眼表面重建术

准分子激光治疗性角膜切削术(PTK) PTK 使用准分子激光以可控的方式“光消融”角膜表层组织以治疗角膜病变。

适应证 PTK 用于治疗表层的角膜营养不良(包括上皮基底膜营养不良)、角膜表面不规则(如 Salzmann 结节状角膜变性)和角膜混浊。

术前评估 完成病史和眼科检查。角膜地形图可以用来评估角膜表面不规则的程度。须评估角膜病变的深度,因为术后残余角膜的厚度在 350μm 及以上可以减少角膜扩张的风险。相关评估可以通过裂隙灯、眼前段 OCT 或共聚焦显微镜进行。

术后随访 术后早期随访的重点是监测角膜上皮的愈合和疼痛管理。晚期评估集中在监测前部基质雾状混浊(haze)的发展,可采用术中预防性裂霉素 C 或术后局部类固醇来防治。对用 PTK 治疗的角膜营养不良的患者,须注意观察术后的复发情况。

并发症 疼痛、角膜上皮愈合不良、前部基质雾状混浊(haze)发生是 PTK 术后最常见的并发症。不均匀的消融可导致角膜表面不规则的恶化或引起屈光不正。过度消融可导致角膜扩张的发生。对于有疱疹病毒发作史的患者,在 PTK 后疱疹病毒也可能复发,通常需要预防性抗病毒治疗。

羊膜移植术(AMT)

AMT 是指用胶或缝线将羊膜(胎盘的最内层)贴附固定在眼表,以促进眼表上皮的愈合和(或)减轻眼表炎症。羊膜由上皮层、基底膜和基质组成。研究人员已发现羊膜可降低蛋白质水解活性，并抑制促炎细胞因子的生成。羊膜可随时间被人体降解吸收。商品化羊膜材料有冻干和冷冻保存的两种。

适应证　AMT 用于治疗不愈合的上皮缺损（如神经营养性角膜病变），帮助角膜或结膜手术后的再上皮化，以及炎症性角膜变薄。AMT 也常被用于促进角膜烧伤和急性 Stevens-Johnson 综合征的上皮愈合。虽然羊膜本身不含干细胞，但 AMT 可用于角膜缘干细胞缺乏的患者，以促进角膜缘干细胞移植术或表层角膜切除术后的再上皮化。

术前评估　完成病史和眼科检查。荧光素染色可以帮助显示持续性的上皮细胞缺损。检查眼睑结构和发现存在的睑球粘连将有助于指导术中所需羊膜移植物的大小和类型。

术后随访　监测移植羊膜的吸收情况及潜在的疾病。

并发症　AMT 并发症很少，也没有排斥反应发生的风险。

人工角膜移植（K-Pro）

K-Pro 是指各类人工合成的角膜，可用于治疗常规角膜移植不适用或多次角膜移植手术失败的患者（图 13-3）。

适应证　虽然目前有几种形式的 K-Pro 存在和在研，但波士顿人工角膜（Boston K-Pro）是最常用的。Boston K-Pro 有两种类型：Ⅰ型广泛适用于各种角膜混浊的患者，而Ⅱ型（通过闭合的眼睑植入）适用于严重角化的干眼症患者。Ⅰ型常用于既往多次角膜移植失败、化学或热烧伤、严重的自身免疫病（如 Stevens-Johnson 综合征）和其他角膜缘干细胞疾病等患者。

术前评估　完成病史和眼科检查。因为角膜混浊影响眼

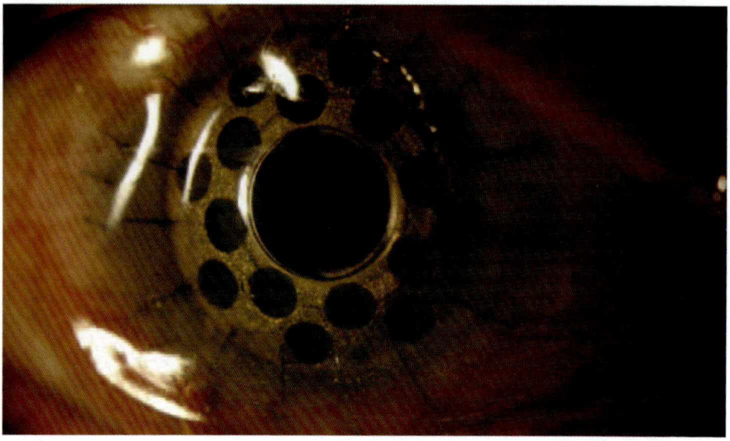

图 13-3 Boston Ⅰ型人工角膜。光学部由供体角膜组织和后部的钛板固定在位。

内窥入,需要行 B 超和眼前段 OCT 检查。患者的晶状体状态对确定植入 K-Pro 的屈光力很重要。因 K-Pro 植入后可能会发生青光眼和视网膜脱离等严重威胁视力的并发症,因此应仔细权衡手术的必要性, 特别是对侧眼视觉功能尚好的患者。如果患者已存在或疑似青光眼,术中可能须植入房水引流装置。

术后随访 术后检查通常包括裂隙灯检查、眼压测量(通过指测或巩膜气动眼压计)、Seidel 试验、视神经评估和视网膜周边检查。建议对青光眼、感染或无菌性炎症等情况进行持续严密的监测。

并发症 K-Pro 的并发症包括青光眼的发生和进展、视网膜脱离、人工角膜后膜、无菌性眼内炎和人工角膜周边的角膜融解。在一些医学中心,医师为解决这些问题,可以预防性植入青光眼引流装置和 360°的周边视网膜光凝。

角膜缘干细胞移植

角膜缘干细胞移植是指治疗角膜缘干细胞缺乏的各种技术，包括自体结膜角膜缘移植、亲属活体的结膜角膜缘移植、同种异体角膜缘移植、单纯角膜缘上皮移植和体外培养的角膜缘上皮移植。

适应证　适用于已证实的角膜缘干细胞缺乏患者，可发生于佩戴隐形眼镜、自身免疫性疾病、化学或热烧伤、既往严重感染、先天性疾病和既往眼部手术等患者。

术前评估　完成病史和眼科检查。在某些病例，荧光素染色可突显旋涡状的上皮改变。对侧眼的状态对治疗方式的选择非常重要，如果是双眼患病便不能采用自体移植。应对泪膜进行评估，润滑不足会降低植片的存活率。检查是否存在系统性疾病（如控制不佳的糖尿病、肝和肾功能不全）也很重要，因为多种类型角膜缘干细胞移植需要进行全身性的免疫抑制，这可能会妨碍有系统性疾病患者接受移植手术。

术后随访　术后评估的重点是植片的血管化，评估排斥反应和角膜再上皮化。

并发症　潜在的并发症包括植片脱位、急性排斥反应、慢性排斥反应和由长期免疫抑制诱发的感染。

角膜基质微针穿刺术

基质微针穿刺是使用细针（通常为 20 号、23 号或 25 号针头）行多次的角膜浅基质穿刺，使上皮和前部基质间产生粘连，这是对复发性角膜上皮糜烂患者的一种治疗手段。

适应证 保守治疗(如局部润滑剂和绷带镜)无效的复发性角膜上皮糜烂患者,如病变在视轴区以外,可采用基质微针穿刺进行治疗。

术前评估 完成病史和眼科检查。荧光素染色可以确认需要治疗的区域。

术后随访 应监测患者的复发情况,观察复发的上皮糜烂是位于治疗区域外的,还是治疗区域内的。

并发症 穿刺深度控制不当可致角膜深层基质瘢痕或穿透全层角膜。这通常可以通过仔细定位和使用标准化的针来避免。

角膜黏合术

角膜黏合术是使用黏合剂(通常为氰基丙烯酸酯或纤维蛋白制剂)来暂时封闭穿孔的角膜或加固严重变薄的角膜。可以采用多种技术来使用黏合剂，如用30号针头仔细涂抹缺损部位并用绷带镜覆盖。

适应证 角膜黏合术可作为治疗外伤、感染或炎症所致的角膜穿孔或严重变薄的临时性措施。

术前评估 完成病史和眼科检查。Seidel试验可确认是否有渗漏。应确定角膜缺损的病因和严重程度。

术后随访 黏合完成后,应评估角膜穿孔眼的前房重建情况,确认角膜缺损的封闭是否充分。

并发症 黏合剂使用过多会导致严重的刺激症状。黏合的胶塞也可能发生脱落。

屈光手术

准分子激光原位角膜磨镶术(LASIK)

LASIK 手术已广为人知,该手术可改变角膜曲率从而改变眼球的屈光力。LASIK 采用微型角膜板层刀或飞秒激光制备角膜瓣,掀开角膜瓣后,使用准分子激光重塑残余的基质床,最后复位角膜瓣。

适应证　LASIK 可用于矫正屈光度稳定在-12.0~+6.0D 及散光的患者。

术前评估　完成病史和眼科检查。年龄是一个重要的因素,因为屈光度的稳定是治疗效果能长期维持的前提。老视患者可以考虑单眼视的治疗方案(一只眼看近,另一只眼看远)。同时,还需进行瞳孔大小的测量、主导眼检查和干眼相关检查。自然瞳孔验光(显性验光)和睫状肌麻痹验光、角膜地形图和角膜断层扫描都很重要。验光结果提示是进行近视还是远视消融术,角膜地形图提示是否存在规则或不规则的散光,角膜断层扫描可提示角膜厚度。必须对检测结果中所有异常进行严格评估,以排除术后角膜扩张的风险。也可以进行波前像差分析,以更好地了解患者的高阶像差,并告知患者可通过个性化消融的手术模式进行矫正。

术后随访　视力测试,并根据需要进行显性验光。进行裂隙灯检查,特别注意角膜瓣的位置及角膜瓣与基质床的界面是否有任何不规则的征象,如条纹或蜂窝。

并发症　潜在的术中并发症包括角膜瓣不完整、纽扣孔形瓣、过薄或游离角膜瓣,激光消融过程中的偏心切削。潜在的术后并发症包括角膜瓣移位或皱褶、角膜上皮植入(内生)(图 13-4)、弥漫性层间角膜炎(DLK)、感染性角膜炎、角膜扩张(见“屈光手术后角膜扩张”章节)和屈光回退。此外,干眼是术后一个潜在的并发症。

准分子激光角膜切削术(PRK)

PRK 是用准分子激光消融表层角膜的手术,用于治疗屈光不正而不产生角膜瓣。它通常用于运动量较大且有外伤致角膜瓣脱位风险的患者、角膜厚度处于临界值行 LASIK 有发生术后角膜扩张风险的患者、干眼患者和曾发生 LASIK 角膜瓣并发症的患者。

适应证 PRK 用于矫正屈光度在-10~+4D 的屈光不正。考虑施行 PRK 而不是 LASIK 的原因在前文已讨论,这主要由医师来决定。

术前评估 见 LASIK。

术后随访 视力测试,显性验光。进行裂隙灯检查,注意角膜上皮的愈合情况,并评估前部基质雾状混浊(haze)的程度。

并发症 潜在的术中并发症是偏心切削。潜在的术后并发症包括干眼、角膜扩张(见“屈光手术后角膜扩张”一节)、前部基质雾状混浊(haze)和屈光回退。

角膜扩张的治疗

角膜胶原交联术(CXL)

CXL 是一种通过在相邻的胶原纤维之间形成化学键来

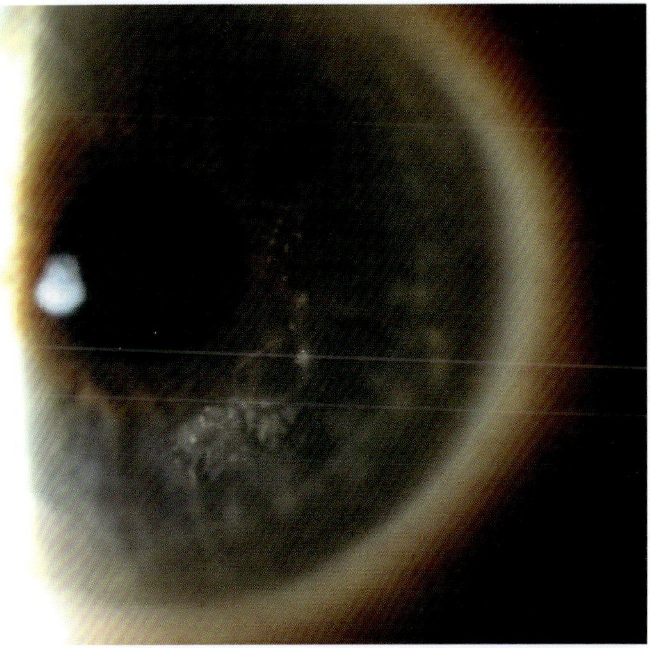

图 13–4　角膜上皮植入(内生)。LASIK 角膜瓣界面内可见上皮细胞碎片。

增强角膜结构完整性的方法。该手术在应用光敏剂(通常是核黄素)后,将角膜暴露在紫外光下。

适应证　CXL 适用于尚未稳定的圆锥角膜、屈光手术后角膜扩张和其他形式的角膜扩张。

术前评估　完成病史和眼科检查。连续性的验光、角膜地形图和角膜断层扫描都有助于评估角膜扩张进展的速度和整体的严重程度。

术后随访　进行裂隙灯检查,以监测角膜上皮的愈合和雾状混浊(haze)的发生。验光、角膜地形图和角膜断层扫描可以定期重复检查，以评估角膜扩张进展的速度。

并发症 潜在的并发症包括基质水肿、基质混浊、角膜炎症或感染。

角膜基质环植入术(ICRS)

ICRS 是一种聚甲基丙烯酸甲酯(PMMA)植入物，放置在角膜周边部，使角膜中央区变平，并为角膜组织提供生物力学支持(图 13-5)。如今，植入 ICRS 的隧道通常是用飞秒激光制作的。

适应证 ICRS 可用于矫正低度数近视和角膜扩张患者的不规则散光。角膜中央区扁平化效应和生物力学支持的作用使得 ICRS 通常被用于圆锥角膜患者的治疗。

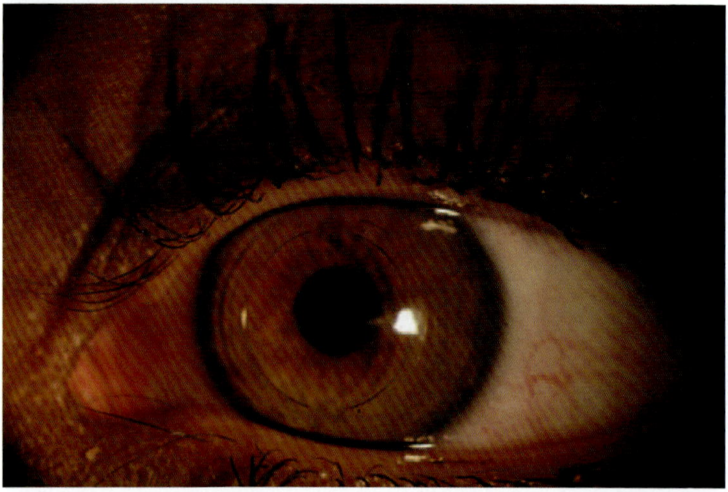

图 13-5 角膜基质环植入术。基质内垂直方向定位的成对的环段。

术前评估　完成病史和眼科检查。一般要进行验光、角膜地形图和角膜断层扫描等检查。这些检查对选择要放置基质环的类型、深度和位置都至关重要。

术后随访　视力检查，显性验光。进行裂隙灯检查，注意基质环的位置和切口闭合情况。

并发症　潜在的术中并发症包括隧道制作时的前/后方穿孔及偏心。潜在的术后并发症包括感染性角膜炎、切口裂开、基质环脱位、基质内异常沉积和眩光。

参考文献

1. Melles GRJ, Lander F, Nieuwendaal C. Sutureless, posterior lamellar keratoplasty: A case report of a modified technique. *Cornea*. 2002;21:325-327. doi:10.1097/00003226-200204000-00018.
2. Lu P, Li L, Mukaida N, Zhang X. Alkali-induced corneal neovascularization is independent of CXCR2-mediated neutrophil infiltration. *Cornea*. 2007;26:199-206. doi:10.1097/01.ico.0000248385.16896.34.
3. Melles GRJ. Posterior lamellar keratoplasty: DLEK to DSEK to DMEK. *Cornea*. 2006;25:879-881. doi:10.1097/01.ico.0000243962.60392.4f.
4. Di Zazzo A, Kheirkhah A, Abud TB, Goyal S, Dana R. Management of high-risk corneal transplantation. *Surv Ophthalmol*. 2017;62:816-827. doi:10.1016/j.survophthal.2016.12.010.
5. Choi JA, Lee MA, Kim MS. Long-term outcomes of penetrating keratoplasty in keratoconus: analysis of the factors associated with final visual acuities. *Int J Ophthalmol*. 2014;7:517-521. doi:10.3980/j.issn.2222-3959.2014.03.24.
6. Pedrotti E, Passilongo M, Fasolo A, Ficial S, Ferrari S, Marchini G. Refractive outcomes of penetrating keratoplasty and deep anterior lamellar keratoplasty in fellow eyes for keratoconus. *Int Ophthalmol*. 2017;37:911-919. doi:10.1007/s10792-016-0350-0.
7. Jirsova K, Jones GLA. Amniotic membrane in ophthalmology: properties, preparation, storage and indications for grafting—a review. *Cell Tissue Bank*. 2017;18:193-204. doi:10.1007/s10561-017-9618-5.
8. Yin J, Jurkunas U. Limbal stem cell transplantation and complications. *Semin Ophthalmol*. 2018;33:134-141. doi:10.1080/08820538.2017.1353834.
9. Aravena C, Yu F, Aldave AJ. Long-term visual outcomes, complications, and retention of the boston type I keratoprosthesis. *Cornea*. 2018;37:3-10. doi:10.1097/ICO.0000000000001405.
10. Mohammadpour M, Masoumi A, Mirghorbani M, Shahraki K, Hashemi

H. Updates on corneal collagen cross-linking: Indications, techniques and clinical outcomes. *J Curr Ophthalmol.* 2017;29:235-247. doi:10.1016/j.joco.2017.07.003.
11. Chua D, Htoon HM, Lim L, et al. Eighteen-year prospective audit of LASIK outcomes for myopia in 53 731 eyes. *Br J Ophthalmol.* 2018;24:bjophthalmol-2018-312587. doi:10.1136/bjophthalmol-2018-312587.

索　引